儿童咬合发育管理

上腭形态、口腔机能与衰弱预防

[日] 增田纯一 / 著

杨 正 郑成燚 / 主译 杨四维 / 主审

重庆出版集团 重庆出版社

Health Dentistry (健口歯科)〈2〉フレイル予防は口にあり

増田純一(著)

グレードル株式会社(東京),2017.

Health Dentistry (KENKO SHIKA) <2> FLAIL YOBO WA KUCHI NI ARI

Copyright © JUNICHI MASUDA 2017

Chinese translation rights in simplified characters arranged with Gradle Inc. through Japan UNI Agency, Inc., Tokyo

版贸核渝字(2019)第 001 号

图书在版编目(CIP)数据

儿童咬合发育管理:上腭形态、口腔机能与衰弱预防 / (日)增田纯一著; 杨正, 郑成燚主译. —重庆 : 重庆出版社, 2020.8
ISBN 978-7-229-15088-4

Ⅰ.①儿…　Ⅱ.①增…　②杨…　③郑…　Ⅲ.①儿童—口腔—保健
Ⅳ.①R788

中国版本图书馆CIP数据核字(2020)第 103958 号

儿童咬合发育管理——上腭形态、口腔机能与衰弱预防
ERTONG YAOHE FAYU GUANLI—SHANG'E XINGTAI KOUQIANG JINENG YU SHUAIRUO YUFANG

[日]增田纯一 / 著　　杨正　郑成燚 / 主译

责任编辑:陈　冲
责任校对:何建云
装帧设计:鹤鸟设计

重庆出版集团
重庆出版社　出版

重庆市南岸区南滨路162号1幢　邮政编码:400061　http://www.cqph.com

重庆友源印务有限公司印刷
重庆出版集团图书发行有限公司发行
全国新华书店经销

开本:889mm×1194mm　1/16　印张:8.5　字数:200千
2020年8月第1版　2020年8月第1次印刷
ISBN 978-7-229-15088-4
定价:128.00元

如有印装质量问题,请向本集团图书发行有限公司调换:023-61520678

原 著 者

个人简历

1942 年生于佐贺县武雄市

1967 年毕业于九州齿科大学

1982 年 Masuda 小儿齿科诊所在福冈县中央区开业

1984 年获得九州齿科大学牙科博士学位

1999 年 Masuda 小儿齿科诊所搬迁到佐贺县武雄市

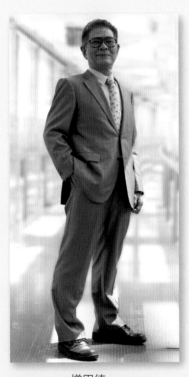

增田纯一

所属团体

日本齿科医学会

日本小儿齿科学会

日本审美齿科协会

日本腭咬合学会（理事）

审 译 者

主 审

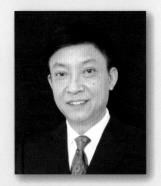

杨四维

西南医科大学（原泸州医学院）附属口腔医院教授、主任医师、硕士研究生导师。毕业于华西医科大学口腔医学院，医学硕士，国际牙医学院院士，泸州医学院附属口腔医院创始人、首任院长，泸州市口腔医学会名誉会长，四川省卫生厅学术技术带头人，泸州市第九批拔尖人才，泸州市首届酒城英才，华西口腔"杰出校友"，世界正畸协会成员（WFO），日本正畸协会会员。曾任中华口腔正畸专业委员会常委、四川省口腔医学会名誉会长、四川省口腔正畸专业委员会副主任委员，《国际口腔医学杂志》编委、《中国口腔医学年鉴》编委、《中华口腔正畸学杂志》编委、《中华口腔研究杂志（电子版）》编委、《华西口腔医学杂志》编委、《口腔医学杂志》编委。

主 译

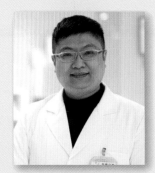

杨 正

正畸硕士，曾于西南医科大学正畸科工作 12 年、于西南医科大学任教 7 年，先后于四川华西医科大学、重庆医科大学、美国北卡罗来纳大学、法国里尔大学研习口腔正畸及口腔种植医学。发表论文 10 余篇，参编《专业化机械性牙齿清洁技术》《儿童牙科：舒适的口腔之旅》《新 PMTC——专业化口腔预防、保健与牙周辅助治疗技术》等。曾获泸州市科技进步奖。现就职于四维口腔，专业从事儿童及成人矫治。

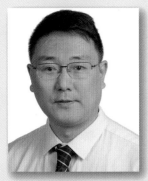

郑成燚

重钢总医院口腔科副主任医师，毕业于西南医科大学（原泸州医学院）口腔系。重庆市口腔医学会第一届、第二届口腔生物医学专业委员会委员；第二届牙体牙髓专业委员会委员；国内 PMTC（专业化机械性牙齿清洁技术）引进、倡导和推广者。主编《专业化机械性牙齿清洁技术》，主译《儿童牙科：舒适的口腔之旅》，参编《龋病风险评估及管理实用技术》。

参译者

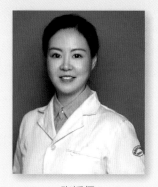

张媛儒

口腔医学硕士，成都宝石花医院（原四川石油管理局成都医院）口腔科主任，中华口腔医学会种植专委会会员。先后在国内外期刊发表学术论文数篇，参与的课题曾获全军科技成果二等奖。

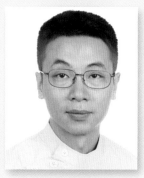

陈　锴

医学硕士，原就职于西南医科大学口腔医学院正畸科，现为华牙丽雅口腔门诊部主任。中华口腔医学会口腔正畸专业委员会、口腔美学专业委员会、四川民营医学会会员。主要从事口腔正畸临床工作，擅长成人及青少年各类错𬌗畸形的矫治，熟练掌握自锁托槽矫治、无托槽隐形矫治等技术。

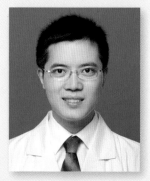

王光平

西南医科大学口腔医学院附属口腔医院主治医师，医学硕士，世界正畸联盟（WFO）会员，中华口腔医学会口腔正畸专业委员会、口腔美学专业委员会会员，中国整形美容协会牙颌颜面医疗美容分会青年委员。主持科研项目 5 项，发表学术论文 12 篇。主要从事口腔正畸学的临床、教学和科研工作，擅长成人及青少年各类错𬌗畸形的矫治，熟练掌握自锁托槽矫治、无托槽隐形矫治等技术。

中文版出版寄语

　　这本书能在中国出版，我感到无比荣幸。纵观整个日本历史，我们从中国学到了很多东西，特别是中国春秋时期孔子关于"仁"的理念。这一理念时刻提醒着我们这些从事医疗工作的人"医是仁术"。作为佐贺县武雄儿童牙科临床医生的我，也秉承了"仁"的理念，对我所医治的孩子抱有同情心，对其关怀备至。我的研究是通过收集口腔素材，录像及照片观看、研究从而记录孩子成长过程中的口腔机能变化情况。我没有足够的样本来证实这些研究成果和数据的正确性，因为即使是大学或其他研究机构，似乎也很少有这种长期的观察记录。通过对孩子口腔机能的观察和锻炼指导，我们明白了从出生到三四岁是咀嚼机能学习和训练的关键时期，并且，健康的咀嚼机能对人一生的健康长寿也是尤为重要的。本书在日本出版后成了畅销书，作为作者的我也被邀请到各地进行演讲。虽是拙书，但愿对日中口腔医学的进步有所帮助。

增田纯一

2019 年 12 月

中文版推荐序

"口腔机能弱化预防"这个概念的提出，是建立在对口颌系统健康的长期关注和研究基础上的。众所周知，日本是个老龄化较为严重的国家，在关注老年人口腔健康方面，日本一直走在世界前列。2001年世界卫生组织提出了保护牙齿的"8020计划"，该计划在日本得到了广泛的推广和应用。在提高老年人生活质量的同时，与此相关的口腔机能研究也快速发展。近年来，越来越多的研究表明，口颌系统健康贯穿人的一生。从幼年时期的口腔机能状况就可预见此人其后一生的口腔健康状况。良好的口腔机能是预防口腔衰弱最有利的保障，同时也是预防机体衰老的重要内容之一。

古人云："三岁看老。""三岁"时所具有的行为和特征不仅仅会对性格的形成产生影响，对身体机能也有影响，口腔恰恰也秉承了这一特性。增田纯一先生一生致力于研究儿童口腔问题，对于儿童上腭形态的改变尤为重视，经过三十余年的临床观察、记录和研究，最终编成该书。书中详细记录了儿童在幼儿至少年时期的上腭形态以及异常口腔机能对牙齿排列和口腔健康的影响，这种影响甚至可扩展至颌面外貌和生长发育。增田先生提出了适时、适当的解决方案，这对于上腭形态及口腔环境的塑造，对于重新获得良好的口腔机能并使其得以维持与稳定，对于预防口腔机能衰弱和身体衰老，均有着不同寻常的意义。该书着重于记录、对比、研究以及临床诊断与处置，对临床工作有十分重要的指导意义。

我作为一名长期工作在临床一线的正畸医生，呼吁错𬌗畸形的防治应从娃娃抓起，尽早发现，尽早介入，尽早治疗。希望大家能共同正视书中提及的概念并结合临床加以领悟和应用，促进中国"口腔机能弱化预防"时代加速来临。

杨四维

2020年4月19日

原著推荐序

增田纯一先生在世界儿童牙科领域有着举足轻重的地位。这本书是他继《Health Dentistry：从零岁开始"咀嚼"，促进健康发育》一书之后，写下的又一本颇为有趣的书。

针对口腔机能弱化（Oral Frail）采取的一系列措施，被认为未来会在老年医学领域引发系列改变，同时也会为口腔医学界带来巨大的转变。因为这与过去以口腔修复为主的牙科治疗不同，它是围绕维持和提升口腔机能这一重要课题而展开的。

为此，我们不能仅仅针对老年人口腔机能弱化而采取措施，更要提升年轻一代口腔机能的峰值。

一般来说，人体各项机能的走势曲线都是从幼儿时期开始爬升，至20岁前后达到顶峰，然后呈逐步下降的趋势。若口腔机能的峰值低下，则机体衰弱的进展自然也会加快。所以，我们必须用"时间轴"的观念来衡量和管理口腔机能。

从幼儿时期着手提高口腔机能峰值是必要的。该书的主题也从此着手。

"儿童并非大人的缩小版"，"儿童一直处于生长发育的状态，因此成长环境的变化也最容易给正处于生长发育中的儿童带来影响"。

增田先生认为："口腔是食物进入人体内部的主要场所，若饮食结构发生了改变，则最先受到影响的身体部位也应该是口腔。"近年来，伴随着饮食结构的改变，儿童的口腔形态也不断发生变化。

当下，虽然乳牙的龋齿发生率在下降，但儿童的口腔机能却在显著弱化。增田先生早在25年前就发现了这一情况并开始收集相关的资料和数据。

根据这些资料和数据，增田先生对有以下几类问题的儿童数量的增加表示担忧：

①乳牙时期就出现错𬌗，包括：牙列拥挤、牙弓狭窄、前牙深覆盖、下颌后缩等；

②鼻腔呼吸功能不健全，引起口呼吸，导致开唇露齿；

③唾液分泌量减少；

④发声不明亮，开口度不足；

⑤乳牙牙结石。

除此之外还有其他异常情况。

这些异常情况虽然目前没有引起足

够的重视，但在未来很有可能成为口腔机能发育不健全的前兆。

35年间，增田先生接诊了无数患有各种不同口腔异常问题的儿童，其中"乳牙牙列拥挤""前牙深覆盖""下颌后缩"或"用口呼吸""牙结石"等案例非常多。

以往我们都认为，"出现症状是因为儿童身体状况异常，口腔机能还未发育完全"。

但是，如果这些症状在正常儿童中也常见的话，这又意味着什么呢？儿童口腔机能到底能不能朝着本该达到的良性状态发展呢？

一位年长增田先生10岁的儿童牙科前辈告诉增田先生：他在1969年曾听比他年长20岁的儿童牙医说过这样一番话——请看看这个孩子的牙齿！明明是乳牙列期，但是一点间隙也没有（乳牙的排列有间隙才是正常的），将来要是恒牙长出来，牙齿的排列会多么不齐啊。

从这一番话中，我们就能知道，这个孩子的乳牙已占据了牙列间隙的大部分。

但是现在，我们（也有开玩笑的成分）却不得不对刚入行的牙科医生说："请看看这个孩子的牙齿！他的乳牙间居然有间隙，这样的孩子将来会长出整齐的牙齿的（乳牙牙列拥挤问题在近年已经非常普遍）！"

同时，下颌乳前牙牙列拥挤的状况也变得十分常见。恒牙排列的参差不齐是因乳牙更替期间生长空间不够而引起的。乳牙是从下颌骨前方长出来的，很难想象生长空间不够是其拥挤的原因。恒牙萌出时的轻微拥挤也应该会被舌体运动修正。这样想来，舌肌较孱弱应被认为是乳牙牙列拥挤的原因之一。另外，下颌骨位置靠后（出生时，下颌骨处于最靠后的位置），使得下颌牙弓被上颌牙弓约束了生长，牙列拥挤的问题无法改善，这或许也是原因之一。

此外，乳牙列前牙深覆盖病例的增多也引起了我的注意。接诊时，我发现很多病例都存在打鼾的症状。下颌后缩导致呼吸道变窄，最终引起呼吸受阻，导致打鼾。打鼾问题未来还可能引发阻塞性睡眠呼吸暂停这样高危的病症。

另外，在以前给儿童进行口腔操作时，我们都有过边用吸管吸唾液边操作的情况，唾液过多不仅使口腔操作变得困难，也会影响预后。由此可见，唾液过多也会给诊治带来麻烦。

不过最近，患儿的唾液变得少了起来。虽说这一改变让术者的操作更加轻松，但无论如何这都让人感到不安。导致这一现象的原因之一，是患儿边喝饮料边进食，既然喝饮料可以促进食物吞咽，那么身体就没必要分泌唾液了。

唾液分泌减少可能导致味觉异常、舌体运动障碍等问题。如果患儿将来需要佩戴假牙，那么就可能会出现假牙佩戴持久性下降、疼痛等问题。此外，唾液分泌减少也会对舌体运动和吞咽造成影响。也就是说，有这些症状的儿童过早出现口腔机能弱化的可能性极高。

基于此，增田纯一先生提出这样的观点："上腭就像是一面能反映口腔机能的镜子。"换句话说，也就是"上腭是舌体机能的一种体现"。同时，之前列举的乳牙牙列拥挤、下颌后缩、唾液减少等问题也与舌体机能不健全有着紧密的联系。口腔机能大多都集中体现在舌体机能上。

有着三千年历史的中国面相学就有这样的说法："从额头可以看出人年轻时候的运势，从眼睛到鼻子可以看出人中年时的运势，从嘴角可以看出人晚年时的运势。"虽有"额头宽大的孩子将来可能会更聪明"的说法，但额头宽大更多是遗传所致。"从眼睛到鼻子可以看出人中年时的运势"是说，在人生中最能有所作为的中年时期，眼睛若炯炯有神，自然时运就好。最后，说"嘴角"预示着人晚年的运势，是说若是经过岁月的流逝，牙齿和颌骨依旧健康坚固，就代表着人在变老的过程中越来越意气风发。这正说明，对于口腔机能弱化的预防措施，要以儿童口腔作为出发点。

国立蒙古医科大学牙科学院客座教授

冈崎好秀

原著序

一直以来，我们忘我地追求着最新的医疗技术和治疗方法，牙科医疗技术革新也不断取得进步。我们用所掌握的知识和技能去治疗患者，为患者以及普通人的健康和生活作出了贡献。

然而，时代在改变。

2014年5月，日本老年医学会提出"机能弱化"这一概念。它涵盖了一系列零散的由于高龄而引起的衰老和机能减退症状。以医疗护理为职业的人们已经以此为指标来提升老年人的生存质量。

我们对机能弱化前驱症状的"口腔机能弱化"采取一系列预防或改善措施的做法，也顺应了时代的要求。

这是因为，口腔机能弱化会导致进食乐趣减少，而食欲不振又会引发各种身体机能减退。从事牙科医疗的医生因而担当起了打破机能弱化恶性循环早期关键的重任。可以说，对各种琐碎的人体机能衰弱初期采取早期预防措施，是口腔医疗者的使命。

吞咽障碍，也有可能是由隐藏的咀嚼问题导致的。甚至可以说，老年时期的口腔机能和口腔形态是从婴幼儿时期开始不断演变的结果。

具体来说，到底是何种咀嚼方式存在问题，这样的进食方式在将来又会引发怎样的异变，目前的牙科医学界并没有就此展开研究。用龋齿来打比方，C1可恶化成C3是牙科医学界的常识，因此防止龋齿恶化的预防方法也变成了常识。但是，对于咀嚼方式中隐藏的早期异变的认知以及相应的预防处理和指导的研究，还基本上处于空白状态。

在日本，对高龄问题对策的研究是紧要的课题，如果等老年群体扩大后再去讨论就为时已晚了。为应对高龄问题，我们要从年轻时做起，从而改善和解决将来老龄化引发的问题。

口腔是预防身体机能弱化的重点。

这就要求我们从幼儿时期就开始养成正确的咀嚼习惯和加强口腔肌群锻炼。也就是说，导致将来口腔机能弱化的一系列重要原因，已经在幼儿时期形成和积累了。

口腔医疗者应对从幼儿时期至年老衰弱期的口腔变化进行深入的研究，并指导人们进行正确的咀嚼活动和口腔问题预防实践。这是机能弱化最有效的预防！我相信，这对延长国民健康寿命、引发人们再度审视牙科医学有重要的意义。

增田纯一

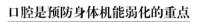

口腔是预防身体机能弱化的重点

五感促进大脑的发育

　　人们使用五感——视觉、听觉、触觉、味觉、嗅觉来感知外界，五感中的任何一种感官都是人们生活中不可或缺的。而值得注意的是，这些感官都紧密地集中在口腔周围。

眼睛、鼻子、舌头、牙齿、嘴唇：

人的五感，无一不集中在口腔周围，而且，通过不断使用这些感官，人的脑部受到大量的刺激，血液也向上输送到脑部。

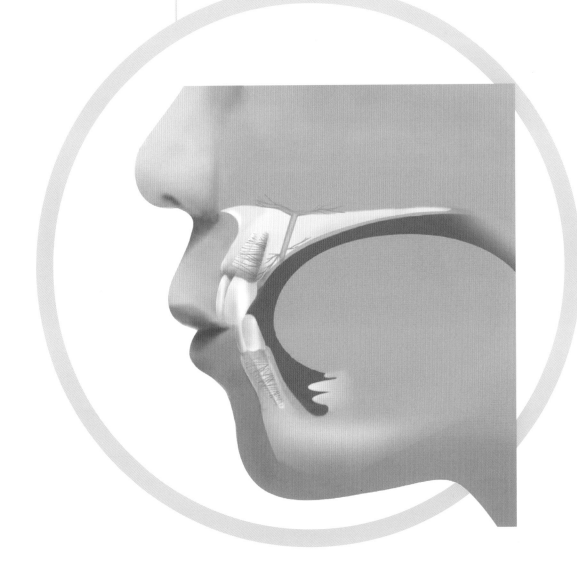

人在吃东西时，口腔前部会在一瞬间获取到很多感觉。

看到食物，我们会想"它似乎很软""它貌似很烫"，当食物真正入口时，牙周膜就会感觉到"好软""好烫"。同时，大量的信息会在瞬间分类传递，如用多大的力气来咀嚼、需要分泌多少唾液等等。"吃"这一行为是建立在通过五感得到的大量感官信息并对这些信息进行处理的基础上的。

包括冷、热、硬、软、甜、苦、喜欢的味道、讨厌的味道，还有压力感和触觉等等，从嘴里得到的信息其实涉及各个方面。能够瞬间判断大量信息的地方，也只有口腔前部了。并且，人们也通过日常的"吃"，来对各种感觉进行锻炼。

视觉：

我们用眼来了解食物。食欲通过食物的装盘、配色等视觉信息被加强。

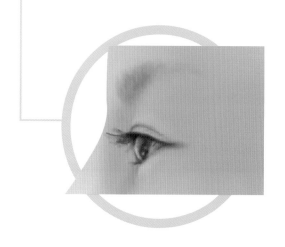

嗅觉：

我们用鼻腔来了解食物的气味。食物因香味而变得更加具体和饱满。正如"风味"一词所示，味道和香味是极其重要的。

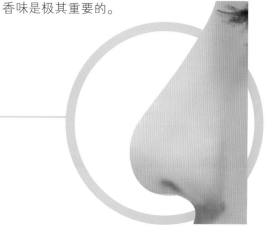

触觉：

进食的时候，嘴唇和牙周膜会立刻对食物的性质和状态进行判断。

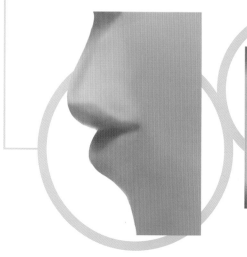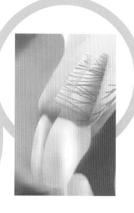

听觉：

和家人朋友围坐在一起，听着美妙的音乐，唱着动听的歌，进食也会变成一段快乐的时光。

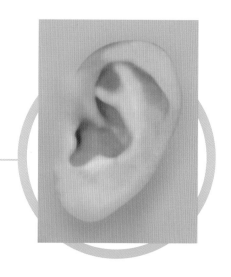

味觉：

我们用舌头来感知食物的味道。舌头对进食、咀嚼、吞咽动作也十分重要。

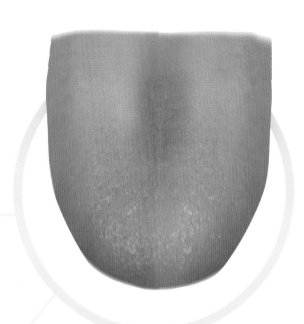

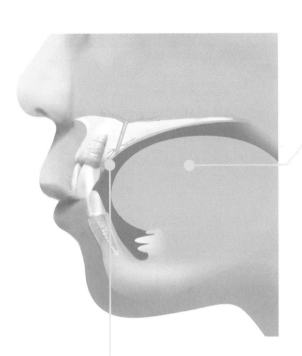

在人体生长发育中，前牙是关键

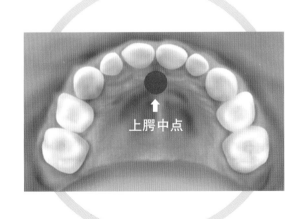

上腭中点

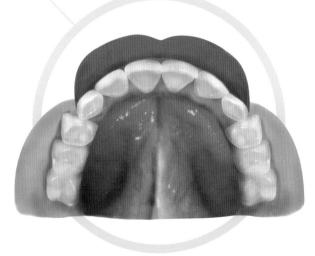

在儿童的成长过程中，从吮吸到进食这一系列过程，对于口腔肌群的锻炼有极为重要的意义。

进食不仅仅是为了获取营养，也是一种"咬"的锻炼。正是通过这样的锻炼，上颌前部对脑部产生刺激，使儿童的脑部发育更加完善。

五感的刺激，即口腔前部的感觉输入，对大脑的发育有着不可或缺的作用。"口腔促进了大脑的发育"这句话一点也不为过。

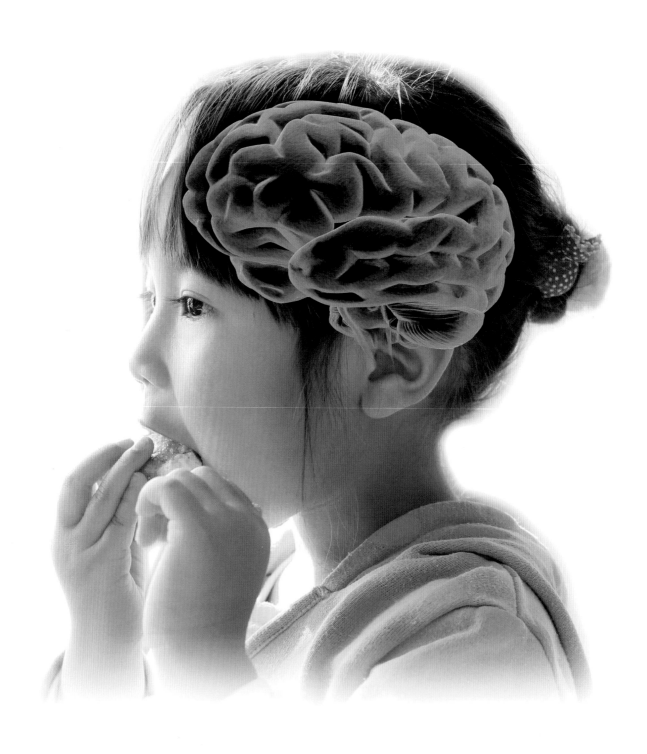

Contents 目录

1 上腭形态

2 上腭形态与口腔机能不健全

3 MFT 实践指导

4 病例赏析

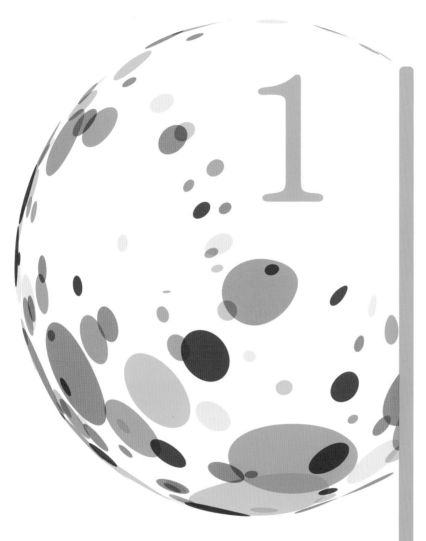

上腭形态

小学生口腔情况追踪观察实践

一生中最重要的时期

2000 年，我担任武雄小学的校医。该小学 12 岁儿童的平均龋齿数为 4.54 颗，为全国平均数（2.22 颗）的两倍以上。

为了改善这种情况，在进行牙齿常规检查时，我用数码相机拍摄了所有学生的口腔，并把这些图像记录保存下来。

学校的牙齿检查一般都是让孩子们坐在椅子上进行的，但这对理想的检查结果有影响，因为坐着的体位是无法让检查者对整个口腔进行全面检查的。

因此，我拜托学校在医务室的角落摆放了牙科专用的成套设备，安装了无影灯和空气压缩机，总算可以仔细地对孩子们的口腔进行检查了。

人的一生都会和牙齿做伴，其中最重要的阶段就是从乳牙更替到恒牙萌出完全的时期。为了让父母和孩子们以及学校老师对此有深刻的理解，我将这些记录保存了下来。我在牙齿检查的过程中，对孩子们的口腔内部进行了拍摄，并一一写下评语，再通过班主任将评语发到每个孩子的手中。我还在孩子们毕业时，给他们每人一份"牙齿毕业证书"，里面收录了他们小学 6 年间的口腔照片以及对他们的口腔预防建议。

另外，我还用 Excel（微软公司）制作了预测未来 DMF 牙数的"龋齿预防预测线"，并面向各个年级的学生进行讲解，使他们明白"现在应该做什么"。

"龋齿预防预测线"在《Health Dentistry：从零岁开始"咀嚼"，促进健康发育》一书中介绍过，在此不多赘述。

在采取了以上措施后，孩子们和家长的认识都发生了改变，逐渐产生了保护牙齿健康的意识。于是，到了 2009 年，武雄小学的 DMF 牙数降低到了 0.31（全国的平均值是 1.54），孩子们的牙齿健康状况得到了极大的改善。

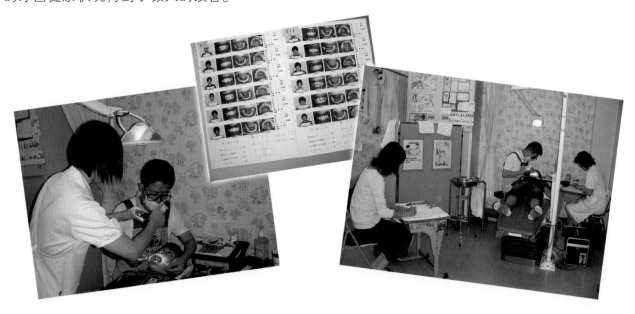

就这样，我一直保存着这些照片，因此该小学的电脑中储存了大量的口腔照片。

观察每个孩子 6 年间的口腔记录，就可以对其口腔内部的逐年变化情况一目了然。在追踪观察的过程中，我将正常咬合和错𬌗的孩子进行比较，发现孩子在一二年级时的上腭形态是有区别的。

上腭形态分类

我们有没有可能通过观察研究幼儿的上腭形态来预测他将来是否会出现错𬌗呢？提出这个假说后，我把上腭形态分成三种，进行了进一步的仔细验证。

上腭部宽阔，呈完好的拱门状，即"○形上腭"，这也是最理想的上腭形态。上腭前部像日本将棋的棋子一样呈比较尖的形状，即"△形上腭"。上腭呈狭窄的 V 字形的，则被命名为"V 形上腭"。

我尝试对这三种上腭形态的孩子在小学 6 年间的口腔咬合情况进行对比验证，得到的结果是惊人的。小学一年级时上腭呈○形的孩子，在 6 年后很少出现错𬌗；与之相反，一年级时上腭呈 V 形的孩子，在 6 年后全部都出现了错𬌗。

图 1-1　3 种上腭形态

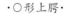

·○形上腭·

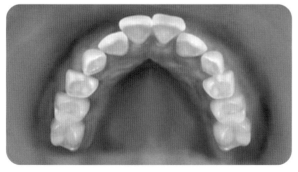

·△形上腭·

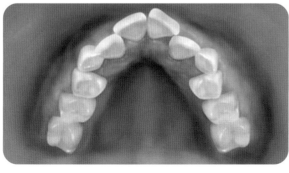

·V 形上腭·

V 形上腭未来将会出现错殆

以下是我对收集到的于 2003—2008 年间入学的 312 名学生从一年级到六年级 6 年间的口腔照片——共计 7488 张口腔照片进行的验证。在口腔照片拍摄过程中，我没有使用牙科专用的镜子，因为使用镜子的话，口腔内的影子就会消失不见，上腭形态也就很难判断了。

我着重对这些照片中的上腭形态进行了仔细的观察，然后对咬合问题进行了验证。此外，我在这里把〇形上腭和△形上腭之间的上腭形态设定为"〇△形"，对 4 种上腭形态进行了分析（表 1–1 至表 1–5、图 1–2）。

我通过观察研究 312 名小学一年级学生的口腔照片，对他们的上腭形态进行分类。上腭形态属于〇形的有 63.1%，属于〇△形的有 25.7%，属于△形的有 9.0%，属于 V 形的有 2.2%（表 1–1）。

那么 6 年之后发生了怎样的变化呢？

首先，在一到二年级时上腭形态属于〇形的儿童在六年级时的咬合情况为：80.2% 良好、19.8% 不良，这已经是非常好的结果了。与之相对，一年级时上腭形态属于△形的儿童，在六年级时咬合情况为"不良"的竟达 96.4% 之多，咬合情况为"良好"的仅仅只有 3.6%。而上腭形态属于 V 形的儿童，到了六年级所有人的咬合情况无一幸免都为"不良"。

一年级时上腭形态是〇形，还是△形和 V 形，6 年后的口腔咬合情况呈现出完全不同的结果。

表 1–1　一年级时上腭形态情况统计表

入学年份		2003 年	2004 年	2005 年	2006 年	2007 年	2008 年	总计
总人数（人）		57	51	59	55	46	44	312
〇形	人数（人）	29	37	44	36	25	26	197
	百分比	50.8%	72.5%	74.6%	65.5%	54.3%	59.1%	63.1%
〇△形	人数（人）	22	11	10	11	12	14	80
	百分比	38.6%	21.6%	16.9%	20.0%	26.1%	31.8%	25.7%
△形	人数（人）	5	2	4	6	8	3	28
	百分比	8.8%	3.9%	6.8%	10.9%	17.4%	6.8%	9.0%
V形	人数（人）	1	1	1	2	1	1	7
	百分比	1.8%	2.0%	1.7%	3.6%	2.2%	2.3%	2.2%

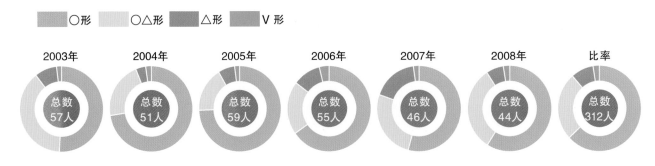

表 1-2　○形上腭学生六年级时的咬合情况统计表

入学年份		2003 年	2004 年	2005 年	2006 年	2007 年	2008 年	总计
总人数（人）		29	37	44	36	25	26	197
咬合良好	人数（人）	25	31	35	26	18	23	158
	百分比	86.2%	83.8%	79.5%	72.2%	72.0%	88.5%	80.2%
咬合不良	人数（人）	4	6	9	10	7	3	39
	百分比	13.8%	16.2%	20.5%	27.8%	28.0%	11.5%	19.8%

表 1-3　○△形上腭学生六年级时的咬合情况统计表

入学年份		2003 年	2004 年	2005 年	2006 年	2007 年	2008 年	总计
总人数（人）		22	11	10	11	12	14	80
咬合良好	人数（人）	9	4	3	2	2	6	26
	百分比	40.9%	36.4%	30.0%	18.2%	16.7%	42.9%	32.5%
咬合不良	人数（人）	13	7	7	9	10	8	54
	百分比	59.1%	63.6%	70.0%	81.8%	83.3%	57.1%	67.5%

表 1-4　△形上腭学生六年级时的咬合情况统计表

入学年份		2003 年	2004 年	2005 年	2006 年	2007 年	2008 年	总计
总人数（人）		5	2	4	6	8	3	28
咬合良好	人数（人）	0	1	0	0	0	0	1
	百分比	0%	50%	0%	0%	0%	0%	3.6%
咬合不良	人数（人）	5	1	4	6	8	3	27
	百分比	100%	50%	100%	100%	100%	100%	96.4%

表 1-5　Ｖ形上腭学生六年级时的咬合情况统计表

入学年份		2003 年	2004 年	2005 年	2006 年	2007 年	2008 年	总计
总人数（人）		1	1	1	2	1	1	7
咬合良好	人数（人）	0	0	0	0	0	0	0
	百分比	0%	0%	0%	0%	0%	0%	0%
咬合不良	人数（人）	1	1	1	2	1	1	7
	百分比	100%	100%	100%	100%	100%	100%	100%

［表 1-1 至表 1-5 引用自增田纯一《幼儿牙科临床医学》2016,21（1）:44］

图 1-2　不同上腭形态学生六年级时的咬合情况对比图

咬合不良

咬合良好

○形上腭

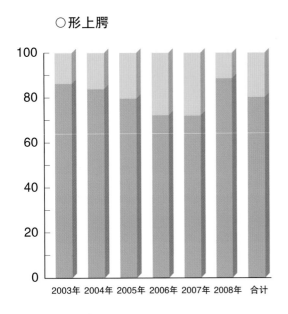

○△形上腭

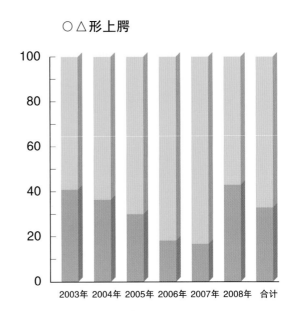

△形上腭

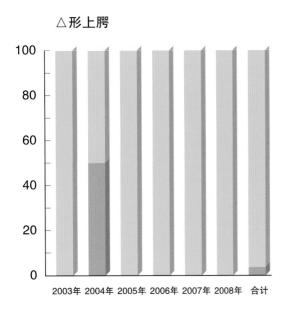

V形上腭

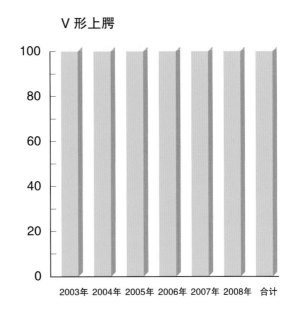

［引用自增田纯一《幼儿牙科临床医学》,2016,21(1):44］

我是凭着自己的临床经验，而不是基于数据分析对上腭形态进行以上分类的。想要将其转化为数据必须要采样、制模并验证。从临床的角度来说，这是不现实的。

因此，虽说我是通过肉眼观察对上腭形态进行区分，但是，为了避免上述结果过于主观化，我根据儿童牙科专业研究小组的研究结果进行分类。

通过以上研究，我确信，早期识别幼儿的上腭形态有助于对错殆进行早期预测。

"上腭就像是一面能反映口腔机能的镜子"，这个结论是我通过众多的病例所认识到的。

上腭就像镜子一样，
反映出孩子口腔机能的好坏

上腭形态的辨识

上腭形态的分类与识别

通过对儿童上腭形态进行早期识别，我们可以对将来可能发生的错𬌗情况进行预测，并实施相应的早期指导。上腭形态的识别方法如图1-3所示。

在○形上腭中，上颌前部的牙齿排列较整齐。相反，在△形上腭和Ｖ形上腭中，上牙弓形态是狭窄的，上颌前部的牙齿排列不齐，容易发生牙列拥挤。

因而，有着△形上腭和Ｖ形上腭的孩子将来出现错𬌗的概率非常高，所以有必要及早采取措施，使他们能够获得良好的口腔机能并修正上腭形态。

图1-3 不同上腭形态的特征

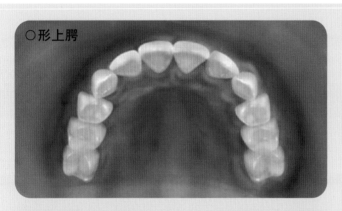

○形上腭

乳尖牙(C～C)之间的中央部沿着牙弓形态，形成开阔的"U"字形。

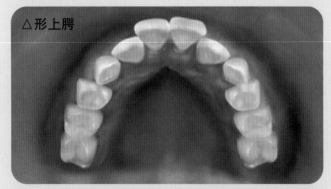

△形上腭

上腭前端较尖，呈三角形。上颌侧切牙萌出后，这一现象更为显著。有口腔机能不健全的倾向。

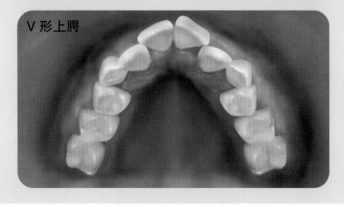

Ｖ形上腭

乳尖牙(C～C)之间的中央部呈"V"字形，牙列也呈V字形。口腔机能不健全。

未来咬合情况的预测

我们来预测一下不同形态上腭将来的咬合情况吧。

以下展示了〇形上腭、△形上腭、Ⅴ形上腭口腔的照片。

它们在 5 年后分别会有怎样的咬合变化呢?

〇形上腭

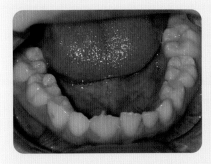 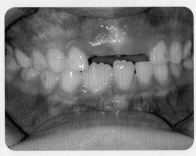 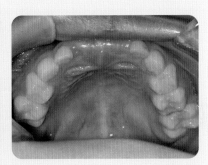

△形上腭

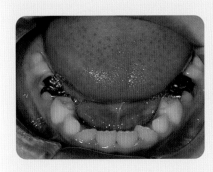 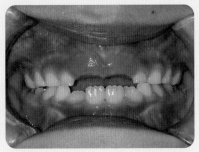 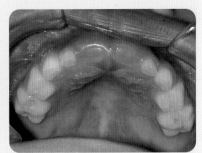

Ⅴ形上腭

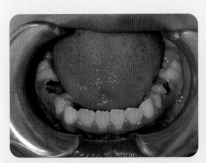 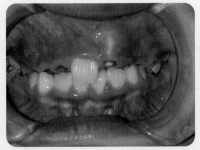 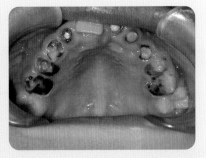

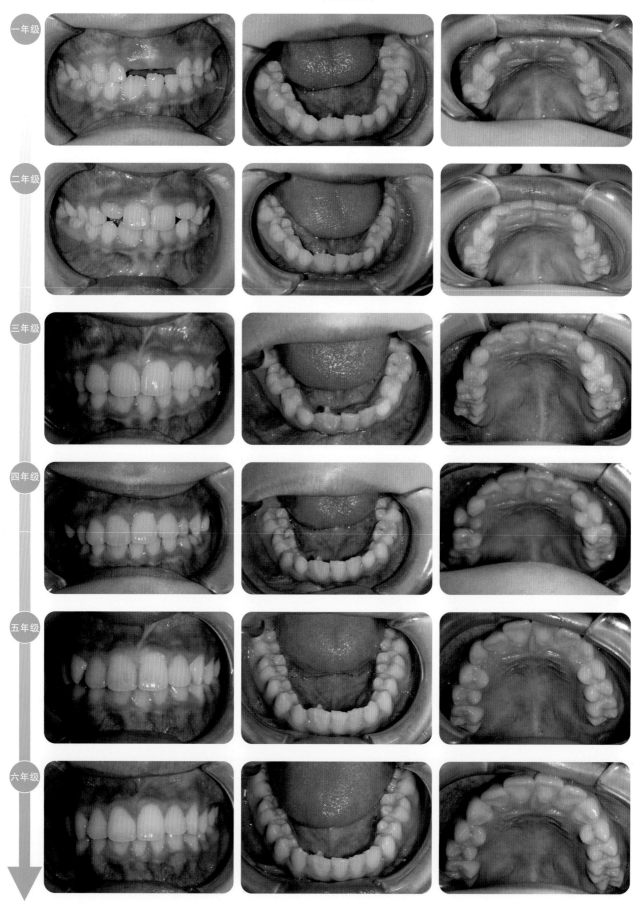

○形上腭咬合演变

一年级

二年级

三年级

四年级

五年级

六年级

△形上腭咬合演变

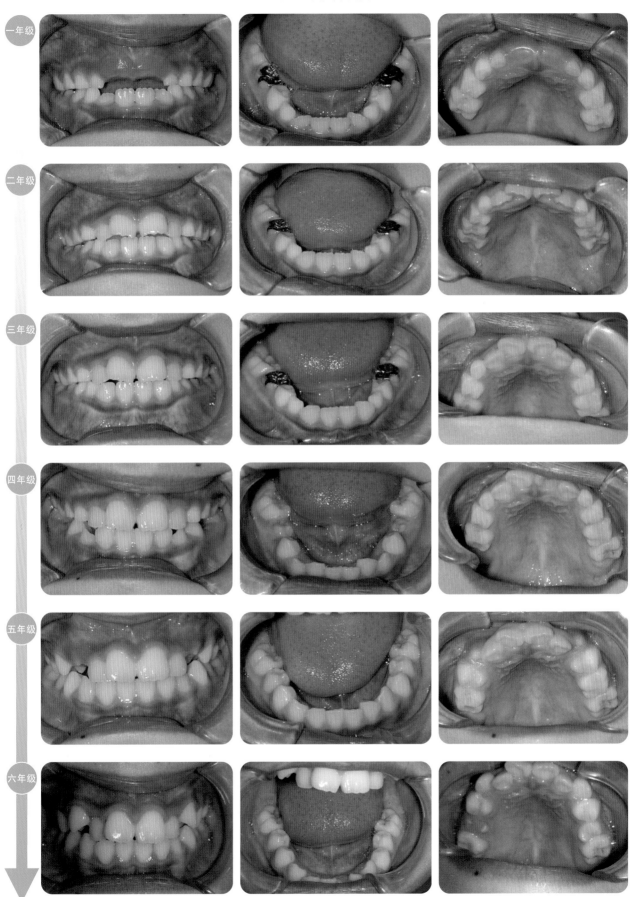

一年级
二年级
三年级
四年级
五年级
六年级

△形上腭咬合演变

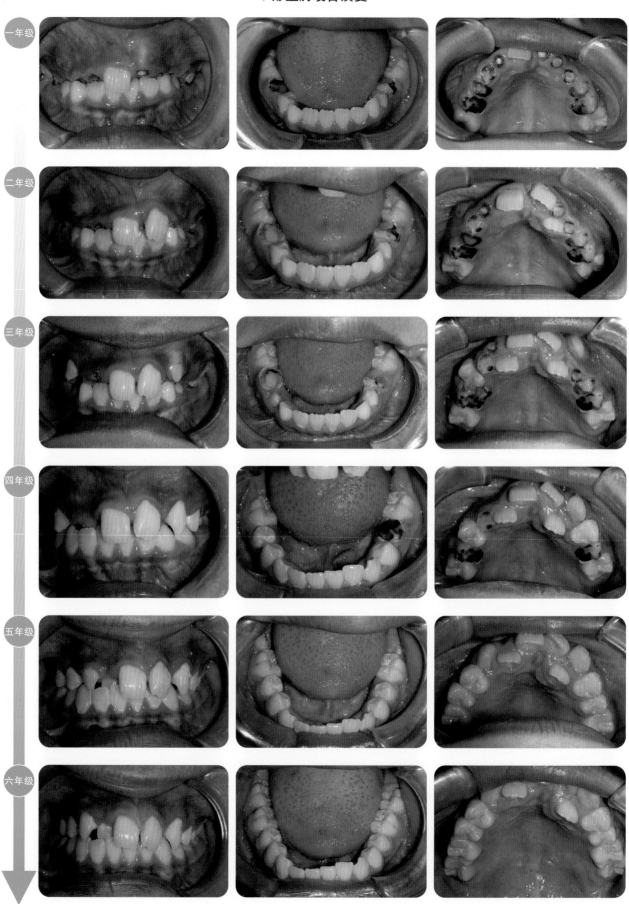

一年级
二年级
三年级
四年级
五年级
六年级

牙列拥挤的原因

不同上腭形态开始构建

恒牙的排列不齐多数都是因为牙列拥挤引起的[1]，而牙列拥挤又多出现在上腭前部的牙齿。为什么上腭前部的牙齿更容易出现排列不齐呢？是因为牙齿太大了吗？事实似乎并非如此[2]。

既然与牙齿的大小无关，那就只能认为未长出来的前牙列恒牙在颌骨内就已经出现了牙列拥挤的情况。

如前文所述，○形、△形、V形指的是上腭前部的形态，上颌骨的前部是前颌骨，前颌骨中生长着对于恒牙排列至关重要的中切牙和侧切牙牙胚[3, 4, 5]。在牙齿发育时，颌骨应尽可能地增大，这对于实现理想的恒牙排列尤为重要[6, 7]。○形、△形、V形体现了前颌骨的生长程度（图1-1）。

颌骨发育的源动力有遗传、牙胚的发育等[8, 9, 10, 11]，幼儿出生以后获得的口腔机能也被认为是源动力之一。在婴幼儿时期，与哺乳相关的嘴唇、舌头的力量使上颌前部的发育得到提升。接下来，当切牙不断长出之时，幼儿通过用手抓食物吃以获得咬、撕碎食物的力量，并经过乳前牙的牙周膜将相应的力量传到切牙部位，刺激颌骨逐渐增大。到磨牙萌出时，咀嚼的基本功能已经形成，咀嚼对整个颌骨的刺激不断增加。口腔机能若是发育得比较顺利，上腭前部就会呈○形。经常性的咀嚼使得牙齿间隙不断形成[12]，这样恒前牙的生长排列就会比较整齐。

△形上腭、V形上腭可以说是因为口腔机能力量不足致使颌骨发育不健全而导致的。这难道不是印证了"上腭就像镜子一样，反映出儿童口腔机能状况"这句话吗？[24]*

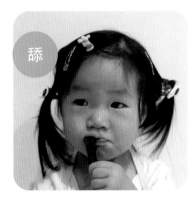
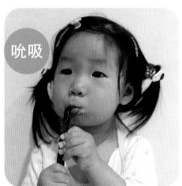
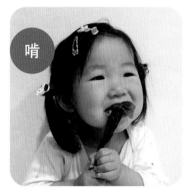

（图片由河原英雄老师提供）

> 在孩子牙齿发育的前期，进行舔、吮吸、啃，能够促进颌骨的生长发育

*注：本书中文简体字版沿用日文原书的参考文献表述顺序。

图1-4 颌骨内恒前牙的发育状况

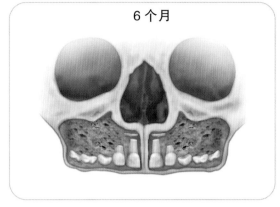

6个月

中切牙的牙胚已形成

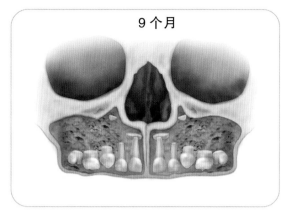

9个月

尖牙的牙胚已形成

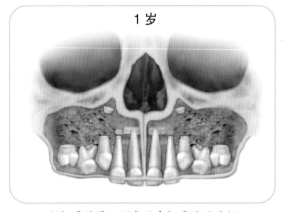

1岁

侧切牙的牙胚形成于中切牙的近舌侧

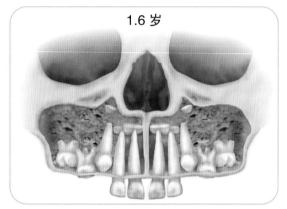

1.6岁

侧切牙的牙胚在中切牙和尖牙之间,这是牙齿发育的前期。为了使前牙萌出不拥挤,要尽可能让前颌骨发育得大些

图1-5 儿童的牙齿排列、咬合的发育模式图

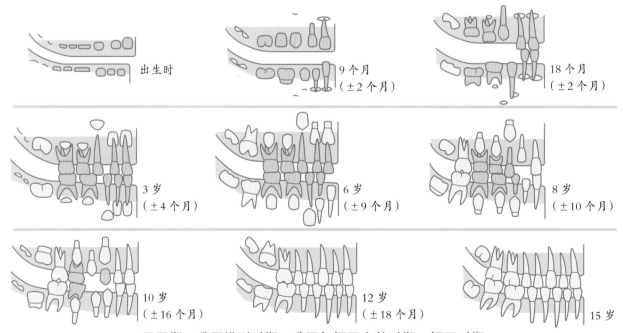

无牙期→乳牙排列时期→乳牙与恒牙交替时期→恒牙时期

[改编自日本儿童牙科学会《对日本儿童乳牙、恒牙萌出的调查研究》][《儿童牙科杂志》1998,26(1):1]

上腭形态构建于胎儿时期

前颌骨对上腭的形成有重要作用

那么我们如何解读至关重要的上腭形成呢？在此，我们复习和综述了相关文献，对上腭的形成予以说明。

上颌骨由四个部位构成：颌骨前部的前颌骨，磨牙部位的左右颌骨突，以及后部的水平板。在这之中，对于上腭的形成十分重要的是前颌骨[9, 10, 13]。

早在婴儿期，前颌骨中已经存在着恒前牙的牙胚[14]。为了让这些牙胚长成恒牙时排列整齐，前颌骨应尽可能长大，其横向大幅度的发育尤为重要。前颌骨骨缝在乳牙时期很明显，进入恒牙列期后慢慢消失，成年之后就完全消失了[15]。

上腭前部形态的形成

舌部肌肉的锻炼对于上腭的形成是十分重要的。

田村康夫等学者曾经用肌电图研究过婴幼儿时期咀嚼功能发育中的咀嚼肌协调模式。

发育期的上腭

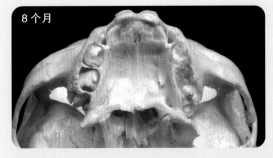
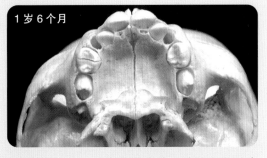

8 个月到 1 岁 6 个月时上颌已经出现了前部牙列拥挤的状况，可能是因为幼儿吮吸母乳的力量不足。

（福冈牙科大学尾崎正雄老师供图）

乳牙列成熟期上腭的生长

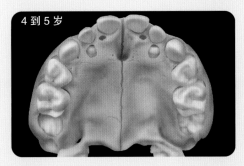
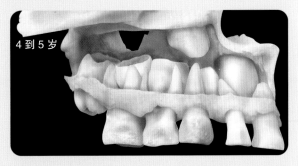

到了乳牙列发育完全时，乳前牙在前颌骨骨缝全部闭合之后完成生长。中切牙的牙胚有拥挤现象。

这项研究表明婴儿吮吸母乳的时候能够锻炼舌骨上肌群和口周肌群。舌骨上肌群使舌头紧紧压住上腭，让舌头以挤压的状态进行蠕动。舌部运动对于上腭的发育有重要作用[16, 17]。

岩山和子等人通过观察幼儿喝奶的举动判断其是否患有先天残疾[18]，还在《婴儿的哺乳行为研究和评价》一书中介绍了自行制作的哺乳行为评价表。评价指标共有 8 项，其中与舌头相关的指标占了 4 项。舌头的重要性，在此得以凸显[19]。

尖牙比和上腭形态的关系

"尖牙比"可以作为一个客观指标，很好地说明上腭形态（图 1-6）。这在石田房枝教授等人关于颌骨前部发育的研究当中有介绍过[20, 21]。但是，临床医学中并没有利用乳牙排列和恒牙排列模型对尖牙比进行测定的习惯，因而并没有△形和 V 形上腭的标准数值。

尖牙比指的是两尖牙之间的距离（B）和尖牙之间直线的中点到前端牙齿的长度（A）的比值（B/A）。

B 越宽，上腭就越接近好看的○形；相反，B

图 1-6 尖牙比（B/A）

越狭窄、A 越长的话，上腭也就越接近 V 形。也就是说尖牙比（B/A）值越大，上腭就越接近宽大的○形，值越小上腭就越接近尖锐的△形或者 V 形。

婴幼儿时期口腔机能发育能"创造出"良好的上腭

上述石田等人的研究结果表明，一出生上腭就接近 V 形的婴儿占总出生婴儿数量的13%。刚出生的婴儿为什么上腭会呈 V 形或△形呢？原因还不得而知。

但研究结果也显示，就算出生时上腭呈 V 形[22]的婴儿，通过后期的锻炼，其过小的尖牙比值也是有可能得到一定的改善的。

例如，研究中提到过一个案例：刚出生四天的婴儿的尖牙比值为 3.6（△形），但一个月后变为4.1（○形）。这一结果说明，力量较强的口腔机能锻炼，能够使上腭向理想的○形方向发展。

石田等人还提到，婴幼儿前颌骨的发育，特别是上腭前部的发育，在出生后的前 3 个月尤为显著[23]，出生 3 个月时的尖牙比可以作为预测将来上腭发育情况的基准。

事实上，若能完善尖牙比的临床测量，就可及早提出应对措施，预防将来可能出现的口腔机能不健全。

无论如何，在婴幼儿时期使口腔机能得到充分的锻炼，对于日后理想的上腭形成十分重要。

上腭反映口腔机能

口腔机能对上腭前部发育有极重要的影响

"自出生就获得的良好的口腔机能，能使颌骨的形态朝着良好的方向发展，特别是对上腭前部的形态形成有着极为重要的影响"——这是本章想强调的最重要的一点。

我从长年在学校为小学生进行口腔检查所拍摄的口腔照片记录中，发现上腭形态可以作为预测错𬌗的一个指标。这只是我根据多年的个人临床经验提出的假说，不过过去的各种研究似乎也印证了这个假说的正确性。

高桥美保子在对乳牙列和恒牙列的相关性研究中提出，"可以从乳牙列，特别是乳牙列上腭形态的差异中，判断出恒牙列是正常咬合还是错𬌗"。[9] 也就是说，这个研究表明了上腭形态和前牙错𬌗有着密切的联系。

此外，湖城秀久提出："婴儿的牙槽以及颌骨，直接或间接地受到了吸吮乳汁、咀嚼和吞咽食物等机能性发育以及乳牙牙胚发育排列时的'萌生运动'等生理性发育的影响。它们会在这些影响下，逐渐生长，进行一定的适应和协调，以便上下颌骨能正常咬合。"这里同样指出了婴儿时期具备的口腔机能和将来的咬合具有一定的关系。

上腭前部在乳牙列期已经形成

东北大学的祐穿励起提出了一个关于颌骨发育时期的重要见解[13]，即：在乳牙列完成时，随着前颌骨骨缝的闭合，上腭前部的发育就已经完成了。上腭前部的大小从乳牙列期到恒牙列时期几乎没有发生改变[7]，也就是说，在乳牙列阶段，上腭前部就已经成形了。上腭形态难道不是会伴随着人的一生么？如若是这样，到乳牙列期上腭能发育成什么样子就变得尤为重要[25]。

骨和肌肉之间存在关联，肌肉锻炼越多，骨自然而然也会越来越大。上腭前部最为显著的生长快速期是在出生后的 6 个月到 12 个月间[8, 22, 23, 26]。为了使婴儿的上腭能够扩宽，让其出生以后马上开始吸吮锻炼，断乳后加强咀嚼锻炼[27]，充分地锻炼口腔机能[16, 17, 18, 20, 22, 28]。

"上腭像一面镜子，能反映儿童口腔机能"，这是我通过对儿童口腔生长情况的长年观察，并研究参考了众多文献而得出的结论。若是能通过人幼年时期的上腭形态对将来口腔的状况进行预测，就可以尽可能早地实施对症方案。

这对儿童将来的健康一定是大有裨益的。

接下来的一章，我会从临床的角度，深入探讨口腔机能（包括进食方式在内）是如何影响颌骨的形成的。

幼儿时期的唇舌锻炼

通过哺乳，让唇和舌进行充分的活动。

从婴儿时期开始，要使口腔机能得到充分的锻炼，具体要怎么做呢？

很重要的一点就是，让婴儿在头脑中牢牢记住唇和舌活动的感觉。

首先，不管是母乳喂养还是人工喂养，让婴儿的唇和舌用力地吸吮十分重要。当舌充分活动时，乳头或奶嘴便会用力地触压上腭，由此上腭前部得以变大，形态也得以构建。

喂奶时，要是婴儿只是轻轻地含住乳头，则其口周肌群就无法得到锻炼[28]。

另外，若喂哺者喂乳时一只手玩手机，一只手托住婴儿，与婴儿无交流，那么婴儿吸吮时上唇可能并没有紧密贴合着乳房。以这样的姿势进行哺乳是不妥的。

人工喂养时，奶嘴出奶口的大小也必须要注意。岩山和子的研究指出，就算是正常的婴儿，用大号的奶嘴给其喂奶，其舌头的摆动方式也不一定正确，舌会晃来晃去[19]。

舌的充分活动能起到锻炼口腔机能的作用。喂奶能在给婴儿补充营养的同时锻炼其口腔的功能。若是怠慢这项锻炼，就有可能导致幼儿的上腭变成△形或者Ⅴ形。要注意，不能为了轻松、让婴儿快一点喝完，而选用大号的奶嘴。

注重全身活动

婴幼儿需要锻炼的不仅仅是口腔机能。让唇和舌进行充分的活动，对全身的发育也十分重要。换句话说，支持口腔活动的肩周肌肉得到的锻炼，能强化身体的平衡能力。

为了让全身肌肉得到锻炼，以获得保持姿势的能力，"爬"和"抱"对婴幼儿来说是非常重要的。除此之外，抓、咬、啃、吐舌头等无意识的动作，对于促进婴幼儿口腔机能的发育也有着重要的意义。

● 全身肌肉的力量由维持姿势的锻炼而来　　● 口腔机能发育

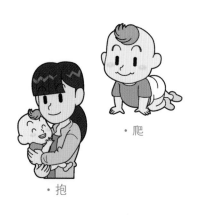

·爬

·抱

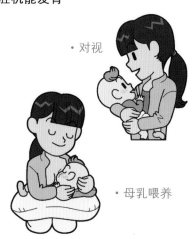

·对视

·母乳喂养

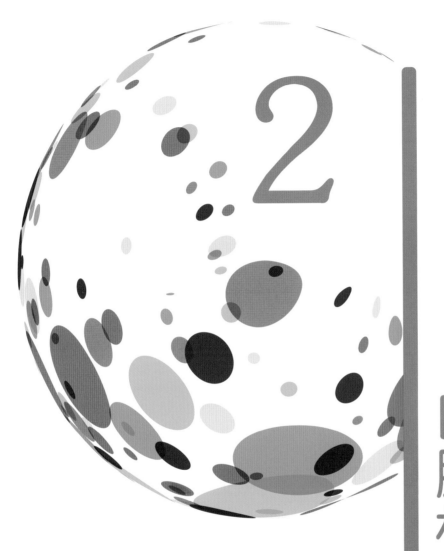

2

上腭形态与

口腔机能不健全

上腭形态的构建

上腭前部的发育和进食方式的关联

在此，我从临床的角度，针对口腔机能不健全给腭部带来的影响进行具体的解说。

首先，进食方式存在问题和没有问题的儿童的腭部会有怎样的不同呢？让我们来一一进行比较。

●经常进行咀嚼的孩子——上腭前部发育良好

以下是经常进行咀嚼的孩子的嘴部以及乳牙列照片。从照片中可以看出，孩子的前颌骨发育良好，乳前牙之间也存在着间隙。上腭呈〇形，乳牙列呈 U 形整齐地排列着。

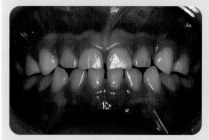 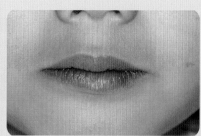 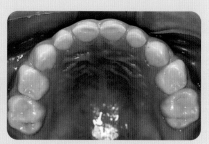

·整齐的咬合·   ·漂亮的嘴部·   ·排列在〇形上腭的乳牙列·

●进食方式有问题的孩子——上腭前部的发育令人担忧

这是一个不会用手抓着东西吃、食欲不振或是进食方式出现问题的儿童案例。其上腭前部略微呈凸起的形状。

早在幼儿时期，其尖牙比就已经令人担忧了。

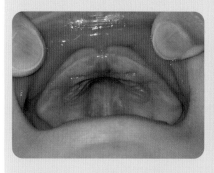 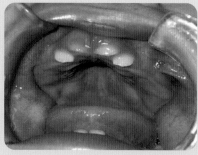 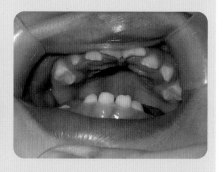

9 个月：已经有牙齿萌出，但是很拥挤。1 岁左右的时候，还不会用手抓着东西吃，也没有主动进食的欲望，只等着家人将食物送进其嘴巴里，家人多给其喂食牛奶或其他流食。

1 岁 8 个月：上腭呈△形，前牙出现翼状扭转。吃的东西多为软糯的面包，没有较硬的食物。

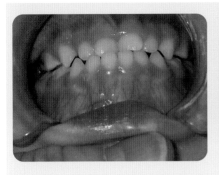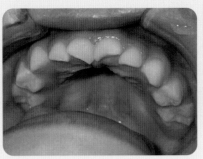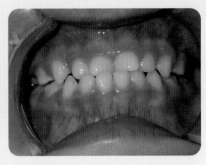

2岁8个月：乳磨牙已开始长出，但是吃东西时没有咀嚼就直接咽下去。不擅长吃肉类，对于体积较大的食物经常直接咽下。

3岁1个月：上颌骨和正面的照片显示上腭呈△形，今后的恒牙排列让人担忧。

到底是什么导致两个案例中上腭发育和乳牙列产生差异呢？一个人从出生直到全部乳牙长出为止，其良好的进食习惯、吞咽方式使舌头对腭部产生压迫、上顶的力量，这种力量被认为对上腭前部的发育有着决定性作用。

哺乳时，婴儿的舌头会以挤压的状态进行蠕动。这样的运动让乳头对颌骨产生较强的触压力，从而影响上腭前部的大小及形状形成。喂奶时若是让婴儿轻轻咬住乳头喝奶的话，上腭即使触碰到了乳头也无法变大。人工喂奶时，喂奶人应注意奶嘴开口的大小。有研究表明，使用大号的奶嘴喂奶，婴儿的舌头几乎不动，只是轻微晃动[32]。若是为了让婴儿能更快、更多地喝奶而使用奶嘴开口大的奶瓶，就无法让婴儿的舌头得到充分的锻炼，结果就会妨碍上腭前部的发育。

乳牙生长的四个阶段——无牙期、前牙期、后牙期和完成期

一般来说，隔奶期被分成咽下期（5~6个月）、咀嚼前期（7~8个月）、咀嚼后期（9~11个月）以及嚼碎期（12~15个月）。但是，现实中婴幼儿的发育程度是因人而异的，简单按月龄进行区分会给母亲带来很大的压力，从而造成各种弊端。例如，只想着让孩子发育快一点所以用奶嘴开口较大的奶瓶进行喂奶，或在孩子口腔还未发育成熟的情况下就喂辅食等。

一般定义的月龄区分顶多是一种大体的划分，在现实中，我们应该更多地考虑孩子各自的发育特征。所以，我的意见是，将乳牙的生长划分为四个阶段。

前作《Health Dentistry：从零岁开始"咀嚼"，促进健康发育》一书介绍过乳牙生长的四个阶级，在此只进行简单的回顾。

四个阶段是指：乳牙萌出前的无牙期（0~7个月）、前牙萌出时的前牙期（7个月~1岁）、乳磨牙萌出时的后牙期（1岁6个月开始）和所有乳牙萌出时的完成期（3岁左右）。这样的划分，不是以月龄区分，而是以乳牙的萌出状态为基准，针对孩子各自的发育阶段而制订的个性化离乳指标。这样的划分不会给母亲带来额外的压力。

上腭形态与进食方式

在这四个阶段中，无牙期、前牙期、后牙期对于良好上腭形态的形成十分重要。接下来，我用病例进行解说。

●**病例 1**

孩子有咬手指、弄舌、摆弄下唇等坏毛病，颌骨前部不自然地用力，造成上腭呈△形或者V形。

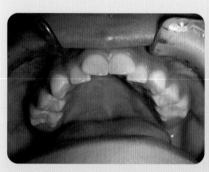 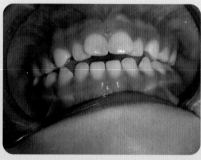 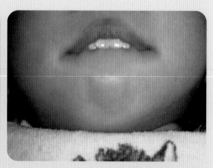

3岁10个月：有摆弄下唇的坏毛病，由于这个坏毛病，孩子上腭前部变得狭窄，A|A向前突出与B|B重合，出现开𬌗症状。她不会用手抓食，嘴里常塞满食物，口周容易弄脏。她进食较少，早上8点起床，晚上11点睡觉。

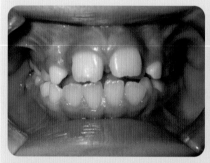 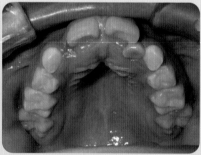 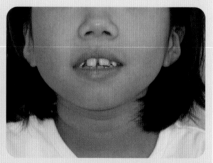

6岁7个月：2年9个月后再次就诊。其上腭呈V形，侧切牙几乎没有萌出的空间。右侧的咬合有错位的倾向，嘴唇比较松弛，总感觉闭不上。

她的进食方式与3岁的时候相同，依旧是嘴里塞满东西，用一侧牙齿进行咀嚼，吃东西吧唧嘴，靠水分帮助吞咽，经常吃得满嘴都是。将来矫正恐怕会比较困难。

● 病例 2

孩子如果没有养成正确的咀嚼习惯，指导将很难有效果。

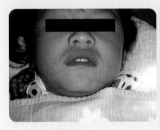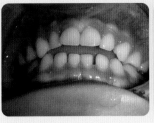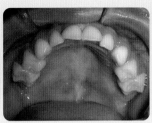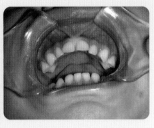

1 岁 10 个月：上腭前部形态不佳。

3 岁 8 个月：由于有咬手指的习惯，出现开𬌗，医生劝其务必戒掉咬手指的坏习惯。从图中可以看出，其上腭略微呈△形，上嘴唇闭合不紧，令人担忧。

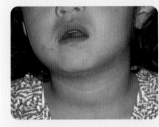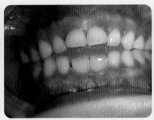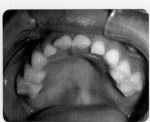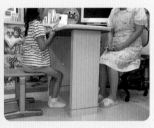

5 岁 7 个月：嘴角无力。虽然戒掉了咬手指的习惯，但有弄舌习惯，依旧存在开𬌗。开始实施 MFT*。

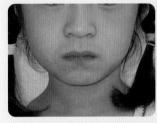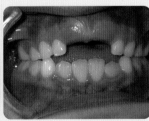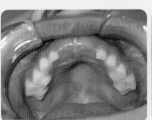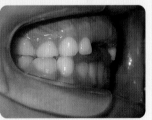

6 岁 3 个月：下巴后缩明显，坏习惯未改掉。1|1 的萌出时间差不多，弄舌更加频繁。上腭形态呈 △形。

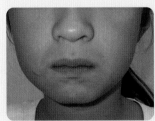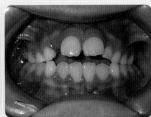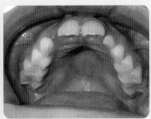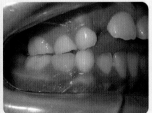

7 岁 7 个月：下巴仍然后缩。上腭仍然呈△形，弄舌习惯仍未改掉。

*MFT：口腔肌功能训练。

● **病例 3**

　　上颌的尖牙之间的间隙太窄，容易出现错殆。

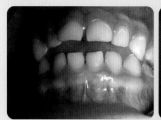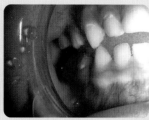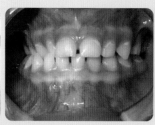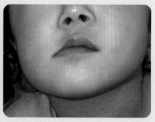

　　2 岁 8 个月：因有咬中指和食指的习惯，出现开殆。乳尖牙之间的间隙变窄，乳磨牙也无法咬合。不得已，咬合时颌骨偏向右侧，面部也变得不对称。

● **病例 4**

　　完成期之后，若上腭还没能纠正成○形，口腔机能和形态没能纠正好，日后的改善就十分困难了。

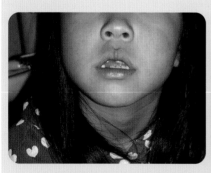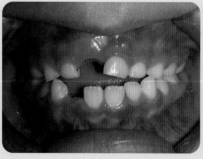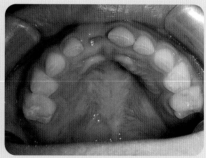

　　6 岁 7 个月：孩子从 2 岁开始就有咬手指的习惯。嘴唇自然打开，存在开殆。上腭近乎呈 V 形。

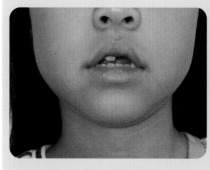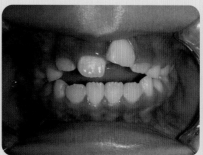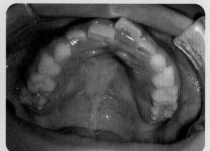

　　7 岁 11 个月：嘴唇依旧呈自然打开的状态。因为乳切牙吸收不全而导致 |1 （21）向唇侧生长。

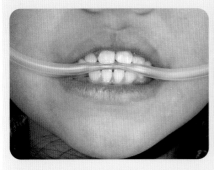 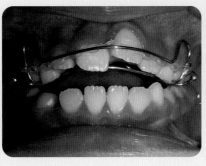 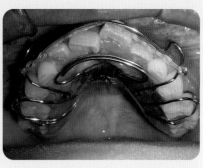

　　通过 MFT 嘴部训练，让孩子有意识地用切牙来咬东西。用唇弓和加力弹簧使切牙靠拢。上腭扩展了一些。

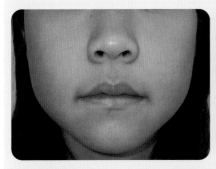 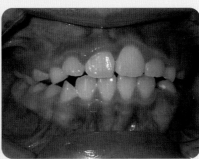 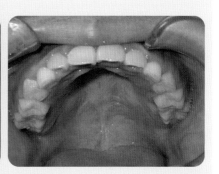

　　嘴唇能够闭合了。咬合也能顺利进行了。

不良上腭形态对恒牙排列的不利影响

重视口腔机能不健全和口腔坏习惯

上文说明了乳牙列期的颌骨在无牙期、前牙期、后牙期如何获得口腔机能，并证实口腔机能是依靠学习而获得的。在 3 岁到 4 岁期间，我们主要以基本形成"良好的咀嚼方式""良好的吞咽方式""良好的呼吸方式""良好的姿势"为目标。

然而，在这个非常重要的时期，口腔机能不健全会妨碍理想的上腭形成。若口腔机能不健全，则上腭前部发育不良，很容易形成不良的△形上腭和 V 形上腭。另外，咬手指等坏习惯和不良姿势也会给颌骨的发育带来负面影响。若是发现幼儿有下颌偏斜的情况，应尽早规划让其下颌骨形态恢复正常。

在这个时期，因口腔机能不健全而形成的不良动作或姿势会在无意间形成习惯，变成长年持续的状态，因此需要对这一现象高度重视，并坚持长久的观察。

乳牙列期要是形成△形上腭或者是 V 形上腭，恒牙的排列就会变糟糕。在乳牙列阶段存在口腔机能不健全或坏习惯和不良姿势会给口腔带来巨大的影响，因而要尽早发现异常，进行早期指导。并且，在恒牙完成期期间，应尽可能地诱导上腭向○形发育，让上下 4 颗切牙和第一磨牙的咬合尽可能正常。

● **病例 1**

小男孩 A 有 11 年的口腔机能不健全和口腔坏习惯。

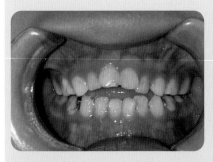 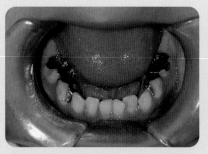 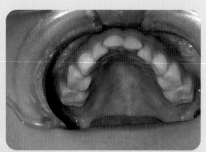

3 岁 6 个月：初次就诊时，其 C2 ~ C3 的龋齿就有 14 颗。他每天不停地进食，有开𬌗及啃手指的坏习惯。他多次前来预约治疗，花了很多时间，终于治好了龋齿（照片为龋齿治疗后所拍），但啃手指的坏习惯和口腔机能异常问题仍存在。此时，他的上腭已经呈 V 形。

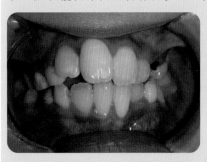 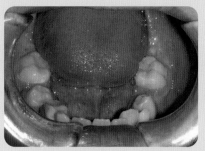 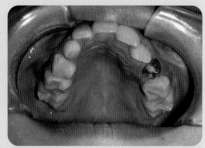

9 岁 2 个月：口腔仍呈开𬌗状态，可能有弄舌习惯。上腭形态仍为 V 形，C ~ C 之间的间隙很小，2 ~ 2 的排列不齐，影响了下前牙的排列。劝其矫正，但被拒绝了。

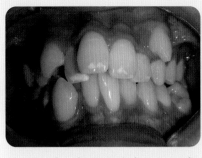 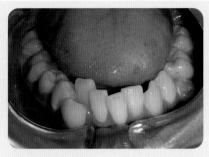 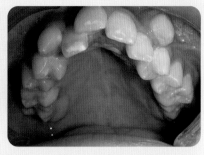

14岁：恒牙的咬合已经形成。基本上没有龋齿，但左上尖牙唇侧错位，右上侧切牙被推挤向舌侧。上颌切牙的排列也受到影响，2~2处下颌切牙的排列也越发糟糕，整个口腔上下中线不齐、咬合不齐，上腭仍呈V形。回顾整个过程，男孩A在3岁时曾摔跤，6岁时虽然龋齿治好了，但是2~2的咬合状态并不稳定。在此情况下，口腔机能和上腭形态问题日积月累，直到12岁。12岁作为口腔机能发育和上腭形态形成连续周期中的至高点，应该达到一个更高的顶点，但是该男孩此时已经处于一个较低的状态了，他今后的口腔问题令人十分担忧。

● 病例 2

小男孩 B 有 8 年的口腔机能不健全和口腔坏习惯。

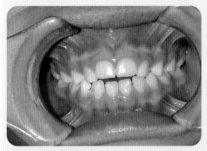 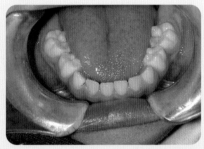 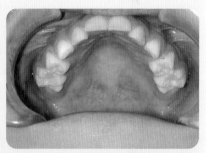

4岁8个月：其龋齿只是C0级别，口腔状况良好，但他有咬手指的坏习惯，手指的皮肤有脱落现象。医生曾劝其改掉这个坏习惯，但他并没有很好地去执行。因此，他的上腭逐渐向V形发展。

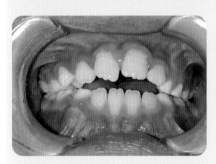 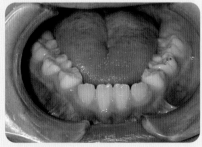 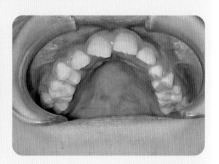

9岁7个月：由于医生的治疗指导没有得到孩子的充分配合，他的上腭仍旧呈V形，2~2恒牙的排列也不好。咬手指的习惯依旧没有改掉，同时还出现了开𬌗、弄舌现象。劝其进行牙齿矫正和口腔肌功能训练（MFT），但孩子本人没有意向参与，结果不了了之。

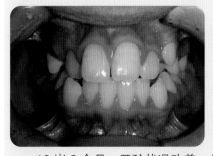 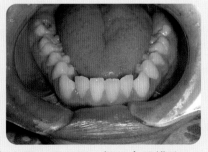 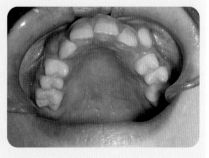

12岁8个月：开𬌗状况改善，但上腭还呈V形，恒牙出现错𬌗。

●病例 3

小男孩 C 从婴幼儿时期开始咀嚼习惯都不好。

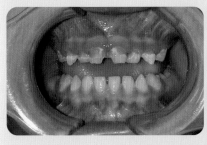 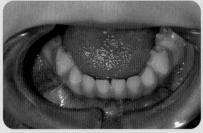 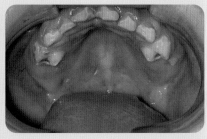

2 岁 8 个月：已经有很多龋齿。他不能正常咀嚼食物，食物容易从口中掉出来，因此家长用奶瓶给其喂果汁。嘴唇闭合不拢，也就是我们所说的嘴唇呈自然张开的状态。唇、舌的肌肉力量比较弱，对上腭前部的发育产生影响。

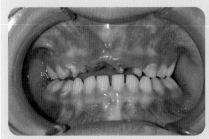 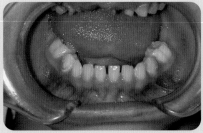 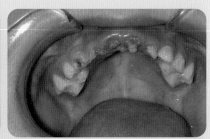

4 岁 11 个月：时隔 2 年多来复查，上前牙的龋齿比较严重。

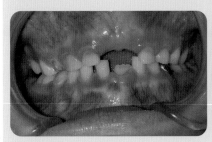 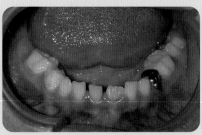 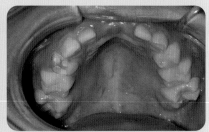

7 岁：上腭呈 V 形，C~C 之间比较狭窄，下颌骨前牙牙齿之间有间隙。从咬合的演变来看，颌骨前部的发育不良对上前牙的排列有重要影响，这也会成为错𬌗的原因。

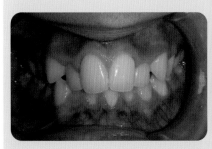 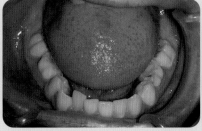 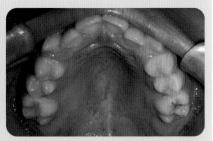

12 岁：上腭仍呈 V 形。

以上 3 名儿童的口腔机能不健全状况都持续了 10 余年。假设到了十三四岁才进行矫正，其后复发的可能性也非常高。

在孩子乳牙列期发现口腔机能不健全问题时，若放任不管，则会威胁到孩子一生的口腔健康。必须铭记：早期发现口腔机能不健全问题并及时进行锻炼指导是十分重要的。

口腔机能不健全会伴随人的一生

最为重要的问题就是，童年时期形成的颌骨形态就算到了成年、老年，也会保持不变。童年时期要是形成了△形或是Ⅴ形上腭，孩子将一生都以这样的上腭形态生活下去。

本文将大分县佐伯市河原英雄医生制作的180个上腭模型送到九州大学鲇川保则医生处进行尖牙比测量。虽然无法用数值对尖牙比进行分类，但能判断出Ⅴ形上腭模型大约有20个（见图2-1）。在这之中，用肉眼判断的Ⅴ形上腭个数为8个（4.4%），见表2-1。这个比率与在武雄小学检测到的比率近乎一致。

最好的衰弱预防，是从出生就开始。

儿童时期形成△形或Ⅴ形上腭，到了成年、老年的时候，就会引发各种问题。当呈△形、Ⅴ形上腭者进入老年时期后，因口腔机能弱化，轻微的噎呛、漏食等细微的口腔问题出现的频率会大大增加。这些细微的口腔机能衰弱的问题，会导致食欲下降，进而导致营养不良。严重者，还会引起全身机能的衰弱。

营养是生存之本。保持一张能充分咀嚼食物的嘴，对于衰弱预防的重要性不言而喻。同时，衰弱也是人的社会性丧失的开始，口腔的机能对老年人的社会交往非常重要。因此，从维持人的社会性的观点来看，防止口腔机能弱化是极为重要的。

笔者认为，对衰弱的预防，是要从一出生就得开始的。

为了孩子的将来，为了孩子们能拥有健康的〇形上腭，应尽可能地从早期就开始指导。

这是一个会影响孩子一生的问题，应该竭尽全力对口腔机能不健全进行"早期发现，早期指导"。

表 2-1　上颌骨无牙颌骨的测量结果
与平均值的偏差（%）

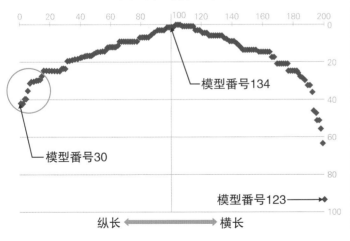

图 2-1　对 180 个牙模进行尖牙比测量

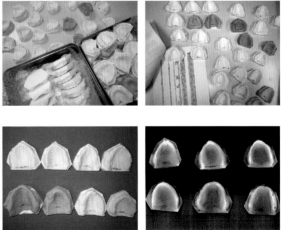

（九州大学齿学部鲇川保则先生提供）

"30" · "60" · "1200"

口腔的变化是一个连续的过程

口腔的变化处于一个连续的过程中。它的起始点为零岁，甚至可能从胎儿时期就开始了。经过了幼年时期、成人时期和老年时期，它一直处于持续不断的变化中。

重要的是，我们能否在孩子婴幼儿时期就指导他们逐步形成理想的口腔状态。在此，笔者提出"30"（3岁零龋齿）、"60"（6岁零龋齿）、"1200"（12岁零龋齿）的概念。

首先，到3岁为止无论如何不能有蛀牙，这就是"30"（3岁零龋齿）。然后，到6岁为止，乳磨牙要保持没有蛀牙，也就是"60"（6岁零龋齿）。最后，让恒牙中的2~2以整齐的咬合状态继续生长，等待侧切牙萌出。一直到恒牙列形成时期的12岁为止，也要保持没有蛀牙，这就是"1200"（12岁零龋齿）。接下来我详细解说。

"30"（3岁零龋齿）——到3岁为止蛀牙数为零

一般来说，在养育婴儿的过程中，人们对于婴儿口腔机能的发育关注很少，然而保证孩子3岁之前不要有蛀牙，对于上腭前部的发育是很重要的。

良好的咀嚼方式、良好的吞咽方式、良好的呼吸方式（用鼻子呼吸），这些基础行为的养成，是"以进食为中心的养育方式"。以饭桌为中心的沟通交流、合理的饮食生活、外出游玩运动等，对口腔机能的发育也是不可欠缺的。

"60"（6岁零龋齿）——6岁时乳磨牙没有蛀牙

接下来的目标是"60"（6岁零龋齿），也就是6岁时磨牙没有蛀牙。

如果6岁之前存在口腔机能不健全问题，早期发现并进行指导治疗是十分重要的。口腔机能要是不健全，恒牙的排列也会错乱。

如果孩子的口腔机能发育良好，则恒前牙的发育排列也会好，牙齿自然而然地就会形成让人安心的咬合状态。要是口腔机能不健全导致前牙排列不齐或下颌骨偏斜，那么对口腔机能进行改善并矫正排齐牙齿，从而改善咬合状态，对口腔机能和形态的调整都是尤为重要的。

但是，牙齿的咬合状态并不是简单到只凭上腭形态或是口腔机能就能了解清楚。它还与遗传造成的颌骨和牙齿的大小、颌骨的生长结构的复杂性等有关，咬合问题就像是个无底洞，让人捉摸不透。为此，学习掌握矫正技术，提高诊断能力变得非常重要，如果有必要，还应该向专业的矫正医师讨教，或将患儿介绍给专业的矫正医师。

"1200"（12 岁零龋齿）——恒牙列中没有蛀牙

要实现一生的口腔健康而应努力达到的顶点，就是"1200"（12 岁零龋齿），就是说要在恒牙全部萌齐的 12 岁时保持没有蛀牙。

面对超高龄化社会的到来，预防老年时期的机能衰弱成为我们的研究课题之一。尽可能地使"1200"达到更高的目标，这与老年时期实现轻松愉快的饮食生活有着紧密联系，而后者应该成为一种生存能力。

以飞机来作比喻，"30"是起飞，"60"是提升高度，到了"1200"飞机能飞到怎样的高度，就决定了之后飞机是否能平稳飞行。"1200"作为最终的阶段，此时飞机的高度越高，飞机平飞的状态就越好。也就是说，为了到老年时期不陷入口腔机能弱化的困境，应尽早开始采取措施。

飞机的安稳平飞就象征着人一生的口腔健康。早期发现和尽早采取措施，决定着孩子的一生。

"30"这一概念是以口腔机能为出发点，旨在强调养成良好的咀嚼方式，努力达到 3 岁蛀牙数为 0 的目标。

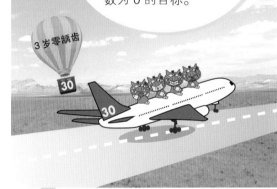

"60"的概念，是以恒牙中无蛀牙为目标。旨在使上下 4 颗前牙的排列整齐，第一磨牙的咬合稳定。

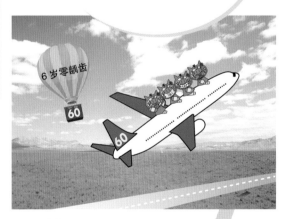

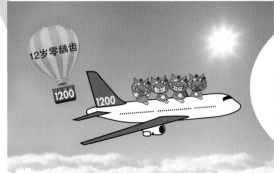

"1200"旨在形成良好的恒牙排列和咬合，维持良好的口腔机能。它也是口腔机能发育和形态形成连续周期中的至高点。

乳牙列期口腔机能不健全训练指导

　　恒牙萌出时期的牙齿排列不齐、咬合不好的情况很容易被发现，家长询问"（牙齿）这样行不行啊"之类的问题也是常有的事。但是，乳牙列中除了反𬌗、拥挤之外，其他的牙齿异常状况并不明显，因此容易被疏忽。

以"吃"为中心的生活指导是指导的重心

　　当乳牙列期出现龋齿多、前牙开𬌗、咬合不好、A|A前突、牙齿拥挤等咬合异常状况，或是上唇翘起、舌头凸出、下颌后缩、唇不能闭合，甚至是发现上腭呈△形或 V 形时，均应进行以"吃"为中心的生活指导。

　　对于有上述异常问题的 1 岁左右的幼儿，有田信一医生的诊所的预防矫正措施（育儿、生活支援类型的项目）就包括了儿童进食辅助措施、姿势改善辅助措施、呼吸机能改善辅助措施和对患儿家属进行的心理支持帮助措施[12]。结果发现，大约30% 的幼儿下颌前牙间缝隙有所增加。数据显示，以"吃"为中心的生活指导是有效的。

　　MFT（口腔肌功能训练）虽说是为了改善口腔机能不健全而实施的，但是如果孩子年纪小而不予以配合，也不要勉强孩子去做。取而代之的是，让这些孩子做一些生活中可以锻炼口腔的游戏。父母要树立口腔机能锻炼的意识，让孩子能快乐地进行日常饮食生活，养成良好的咀嚼方式、良好的进食吞咽习惯和良好的姿势。

● 开𬌗

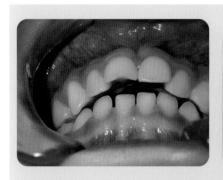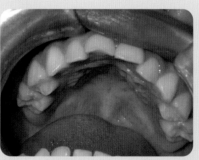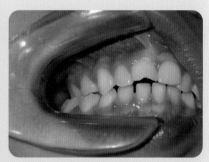

　　这是一个 3 岁 4 个月的孩子。孩子是人工奶喂养，基本上不用手抓食物吃，食物常滞留口中，很难咽下去。孩子同时有咬手指的不良习惯。上腭呈△形，A|A开𬌗，右边的E D|出现轻微的交叉咬合。

　　在指导过程中，首先，让其逐渐停止咬手指行为。在他咬手指时，不呵斥他，而在他没有咬手指的时候，对其进行表扬。为使孩子养成经常咀嚼、啃、咬的意识，建议家长教孩子做 "α、i、u、be 口腔操"。尽量让孩子用手抓食。口腔中食物滞留是因为孩子的咀嚼能力较弱，食物较难撕咬，所以应为其准备较软的食物，尽量把食物切小，让孩子进行咀嚼训练。因为左侧牙齿咬合不好，孩子更喜欢用右边的牙齿进行咀嚼，应尽可能让孩子用两边牙齿交替咀嚼。孩子若能配合，咬合不好的问题就能尽早纠正，到四五岁时养成左右对称的良好的咀嚼方式、良好的进食吞咽习惯是再好不过了。

●进食方式有问题

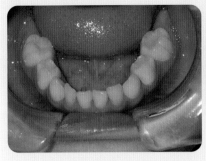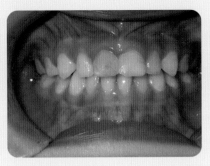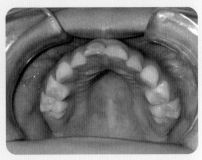

　　这是一个 2 岁 10 个月的女孩。和之前的病例不同，这个孩子既没有极端的开𬌗，也没有龋齿，乍一看咬合也很整齐。她没什么坏习惯，但是上腭形态接近 V 形。进食时，她没有咀嚼就直接吞咽食物，不能清楚地发 "ka" 和 "ra" 音，例如 "tokei" 发成 "totei"，"kirin" 发成 "kiyin" 等。这很有可能是因为母乳泌出量过大而导致孩子舌头的力量没有得到锻炼，特别是舌头后部的力量和向上卷曲的力量很弱。因此，该孩子非常有必要进行咂嘴（舌头挤压上颌骨）、漱口等增加舌头后部力量的练习。

● Ⅱ级 2 类错𬌗

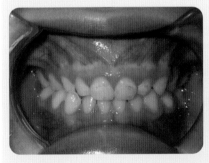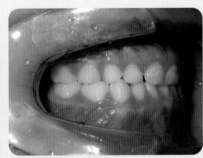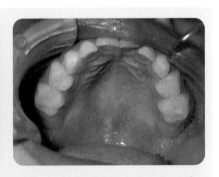

　　这是一个 2 岁 11 个月的男孩。至于他是安氏Ⅱ类 2 分类错𬌗还是具有Ⅲ类错𬌗的倾向，还需要观察。其 C̲ 呈交错的状态，中线不齐，上腭呈△形。家长用奶瓶喂奶，并且用水动乐（一种运动饮料）来稀释奶制品，因而孩子有很多龋齿。孩子还经常含着橡胶奶嘴玩耍。对于本案例，首先，孩子需要进行龋齿治疗（照片为龋齿治疗后所摄），并停止使用橡胶奶嘴。

　　安氏Ⅱ类 2 分类错𬌗是指上下乳切牙向舌侧方向倾斜。这类病例患儿多数舌系带较短，舌向上卷曲的力量较弱，颌骨前部的发育较弱。同时，唇的力量较强，因而引起上颌乳切牙向舌侧倾斜，导致下颌前牙也向舌侧倾斜。

　　以上 3 个病例上腭均呈△形或 V 形，可以预测他们到恒牙列期时几乎都会出现错𬌗。接下来的一章会对口腔机能异常的早期发现、早期指导进行详细讲解。

口腔机能检查

早期发现口腔机能不健全的关键点

对口腔机能不健全的相关措施中，最重要的是要尽早发现它。那么，乳牙期的口腔机能不健全会以怎样的形式呈现出来呢？下面，我把能够想到的因素列举出来。

表 2-2　可能导致乳牙列口腔机能不健全的因素

①龋齿	⑤嘴唇	⑨呼吸	⑬发音
②咬合状态	⑥舌	⑩舌骨的位置（Sefera）	⑭坏习惯、不良姿势
③乳牙排列的检查	⑦下颌	⑪下颌骨角	⑮咀嚼
④颌骨	⑧脸	⑫姿势	⑯通过视频观察咀嚼

以上因素中若是有一项存在异常的话，最好填写《儿童进食方式调查问表》、《儿童进食方式问诊表》，明确孩子是出现了怎样的口腔机能不健全问题。

与口腔机能有关的口腔检查项目

①牙齿
　龋齿
　　1. 只存在 C0～C1 级
　　2. 邻接面龋齿
　　3. 多个 C2、C3 级的龋齿
　磨损
　　1. 前牙磨损
　　2. 磨牙磨损
　　3. 少数牙齿磨损
　排列
　　1. 整齐
　　2. 前牙拥挤
　　3. 左右磨牙之间狭窄
②舌头的形状
　形状
　　1. 扁平润滑
　　2. 低平，较柔软宽大
　　3. 较硬，较圆
　位置
　　1. 前磨牙区
　　2. 前牙区
　　3. 最后方的磨牙区
　倾斜
　　1. 舌背没有倾斜
　　2. 舌背有倾斜
　舌系带
　　1. 舌系带短
　　2. 舌系带延伸到舌尖
　　（舌尖呈心型，无法向前伸出也无法卷曲）
③舌的动作
　向上抬起（将舌向上腭部上抬）
　　1. 舌整体能有力地贴合上腭
　　2. 舌两侧可以到达上腭
　　3. 只有舌尖可以碰到上腭
　　4. 舌头无法碰到上腭

旋转（缓慢地）
　　1. 舌可以沿着上下唇缓慢旋转
　　2. 沿着上下唇无法缓慢旋转，但能快速旋转
　　3. 想要缓慢地旋转可是到一半就无法进行下去
　　4. 只能沿着上唇或者下唇一侧转动
　左右（缓慢地）
　　1. 舌在用力的状态下缓慢摆动
　　2. 舌无法从一边嘴角缓慢地移动到另一侧的嘴角
　　3. 舌会随着下颌骨的动作一起摆动
　　4. 舌只能快速晃动而不能缓慢移动
　前部（舌不能卷曲）
　　1. 在不触碰到嘴唇的情况下，舌能不弯曲充分地伸出
　　2. 在不弯曲舌情况下只能伸出一点
　　3. 很难在舌不弯曲的情况下将舌伸出
　弄舌
　　1. 有没有弄舌的情况
④嘴唇
　上嘴唇
　　1. 平直
　　2. 几乎平直，略有一些弯曲
　　3. 翘起（像富士山的形状），
　嘴巴自然开闭情况
　　1. 总能自然地闭拢
　　2. 有些时候自然敞开
　　3. 总是自然地张开
　嘴角
　　1. 左右两边在一条水平线上
　　2. 左右嘴角有一边下沉
　　3. 左右嘴角都向下沉
　对称性
　　1. 左右、上下对称
　　2. 上嘴唇和下嘴唇的厚度不一致
　　3. 上下唇没有对齐，下唇向一边歪
　嘴唇的力量
　　1. 700g 以上

2. 500～700g

3. 300～500g

4. 300g 以下

干燥

1. 湿润

2. 干燥

黏膜

1. 可以看到黏膜

2. 看不到黏膜

紧张

1. 没有紧张现象

2. 与嘴角、下巴一起呈现紧张状态

⑤下巴

1. 下咽时无紧张状况，比较自然

2. 静止不动的状态下下巴能看到皱纹

3. 吞咽时非常紧张

⑥脸

正面

1. 左右的咬肌附着的部位不对称

2. 下颌有偏位现象

侧貌

1. Ⅰ级

2. Ⅱ级

3. Ⅲ级

4. 底角、高角

⑦下颌骨

正面（偏位）

1. 有偏位

2. 无偏位

侧面（前后）

1. 处在切合正中秴位的位置，
保持一个稳定的状态

2. 有早期接触等下颌骨位置出现不稳定状态

⑧咬合状态

1. 有无反秴

2. 有无开秴

3. 前牙部位拥挤

4. 侧切牙和下颌骨位置的关系

5. 左右下颌磨牙部位空间狭窄

6. Ⅱ级或Ⅲ级

7. 咬合平面有无倾斜

⑨发音

1. Ka：karasu→tarasukirin→chirin

2. Sa：sakana→takanasensei→tentei

3. Ta：tsumiki→chimikitsukue→chyukue

4. Ra：ringo→yingokirin→kiyin

⑩呼吸

1. 有无用口呼吸

2. 有用口呼吸的可能性

・张嘴睡觉

・打鼾

・嘴唇无法闭合

・口干

・口臭

・有特异性、过敏性疾病

・咽扁桃体、扁桃腺肥大

⑪姿势

1. 头向前倾

2. 头向左右倾斜

3. 肩膀倾斜

⑫上腭

1. ○形

2. △形

3. Ⅴ形

⑬咀嚼

咀嚼次数

1. 30 次以上

2. 15～30 次

3. 10 次以下

进食方式

1. 很快或很慢

2. 一口吃下的量很多

3. 不断地往嘴巴里填塞食物

4. 吧唧嘴

5. 用水帮助吞咽

咀嚼方式

1. 闭嘴，有节奏地咀嚼

2. 左右动作不一致，用一边牙齿咀嚼

3. 张嘴咀嚼

4. 吞咽时咬住下唇

⑭下咽

1. 看不见嘴角的紧张，舌骨上肌群有明显的抽动

2. 吞咽时，下巴紧张

3. 用嘴的前部咀嚼，从前部往下吞

4. 会不会被呛到

⑮漱口

1. 能含住水咕噜咕噜地漱口

2. 能咕噜咕噜地漱口但是水会从嘴角漏出来

3. 没办法保持含住水的状态

4. 含不住水

⑯舌骨和舌骨上肌群

1. 舌骨上肌群整齐有力

2. 出现下垂、双重颌

3. 舌骨的位置垂到第某节颈椎的位置

口腔机能检测
※用管子吸水
一定粗细、长短的管子
一定量的水用几秒能喝完
（只用嘴吮吸，不用前牙咬住）
※吹灭蜡烛
从多远的距离可以吹灭点燃的蜡烛
※用吸管吮吸
用嘴唇吮吸
伸入嘴巴深处吮吸

口腔机能不健全表现

龋齿

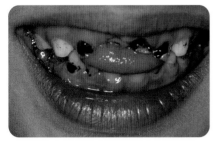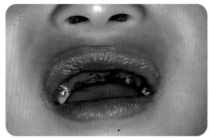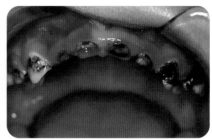

孩子在 3～4 岁时出现龋齿，多数原因是家长连续不断地喂食，使孩子没有空腹的时间段，打乱了孩子的饮食节奏。理所当然，这肯定会影响孩子的口腔机能。龋齿是阻碍咀嚼的重大原因之一，其中和咀嚼有着直接联系的牙周感觉尤为重要。严重的龋齿和其他牙根病变会给牙周带来损伤，使牙周的感觉变得迟钝，也可能使咀嚼中枢信息传递变得迟钝。

咬合异常

●骨性咬合

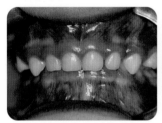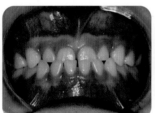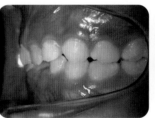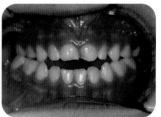

| 骨性Ⅱ类错𬌗 | 反𬌗 | 安氏Ⅱ类2分类错𬌗 | 骨性Ⅲ类错𬌗 |

对骨性Ⅱ类和Ⅲ类错𬌗要实施矫正。

安氏Ⅱ类2分类错𬌗的孩子舌系带多数都很短，舌对颌骨前部的压力可能不足，上切牙向舌侧倾斜，导致下切牙也向舌侧倾斜，牙齿的排列变得很乱。骨性Ⅲ类错𬌗患儿下颌骨较大，舌位低，常有弄舌。这些病例通常会成为牙齿矫正的难题。

●偏𬌗

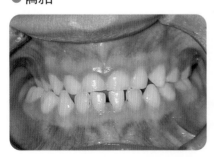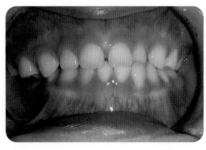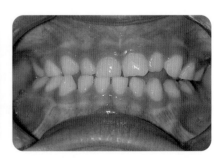

对偏𬌗实施早期对应是非常有必要的。在下颌骨位置偏移的情况下，恒牙萌出完毕。即使对该孩子进行了矫正，孩子依旧会留下长年形成的用一边牙齿咀嚼的习惯，这会使治疗变得困难。最右侧的照片中，上下牙列的中线不齐，因此可知下颌骨骨骼自身是不对称的，孩子在进行咀嚼时必须多加注意。

● 排列不齐

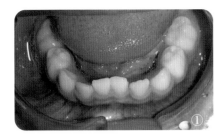
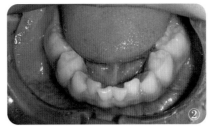
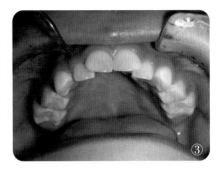

　　上颌前部发育不良，上切牙向舌侧倾斜，下唇过度紧张，影响了下切牙的排列。检查时，要注意观察上腭形态，特别是 C～C 之间的距离以及舌和唇的距离。图②可见乳磨牙向舌侧倾斜，容纳舌体的空间变得狭窄。图③可见 A|A 和 B|B 的排列状况不佳。

● 开𬌗

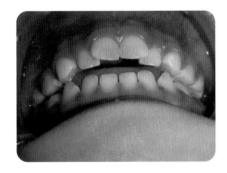
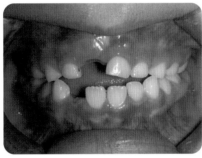
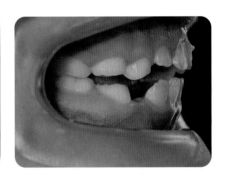

　　笔者经常遇见乳牙列期就出现开𬌗的病例。可见，咬手指等坏习惯会对此产生影响。咬手指比较严重的情况下，上腭容易变成△形或者 V 形。另外，除了这些坏习惯，还有其他因素会导致开𬌗。舌的位置较低而不能很好地进行吞咽，这样也容易出现弄舌。弄舌情况严重的话，乳磨牙也会变得无法咬合。还有，程度甚微的开𬌗也会造成弄舌习惯，因而细心的观察非常有必要。

偏位

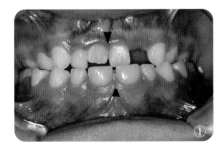
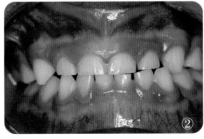
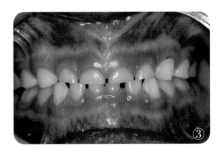

　　图①可见下颌正中略向左偏，左侧出现咬合偏斜（参考 P97 病例）。图②是一名 3 岁儿童的口腔照片，其下颌向左偏移，门牙有磨损；图③是该儿童 2 年 9 个月之后的照片，经过正确的咀嚼训练后，下颌的位置稳定了，上下切牙的中线已经一致。

牙齿磨损

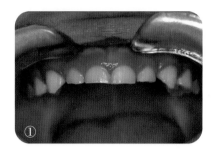
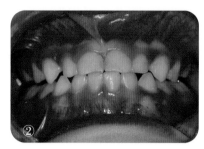
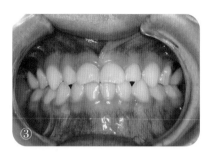
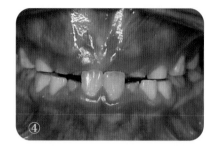

图①、图②中，孩子有用切牙进行咀嚼的习惯，乳切牙有磨损。图③是在图②的情况下进行指导训练后的照片，咬合稳定了。图④中，不仅是乳切牙，几乎所有的牙齿都有磨损。由此可见，该孩子咀嚼的力量不是较弱，而是太强了。咬合的垂直距离也有所减小。

弄舌

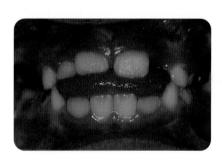
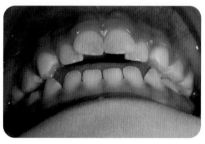
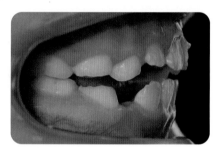

如果孩子有开𬌗，当其说话时，若舌头会伸出来，我们立马就能判断其有弄舌习惯。乳牙列若有微小的开𬌗，孩子也容易有弄舌，所以口腔检查时必须要注意观察颌骨的下部和侧方。

上腭形态不佳

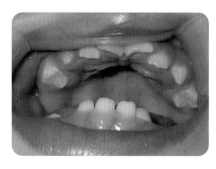
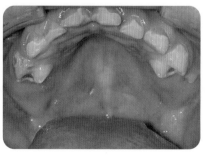
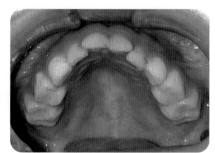

对乳牙时期的上腭形态也要引起重视，上腭要是呈△形或Ｖ形，就有可能存在口腔机能不健全的问题，要进行问诊。并且，家长或医生要长期仔细观察、记录孩子恒牙的排列变化。上图三个病例将来都很容易出现口腔问题。

嘴唇闭合不良

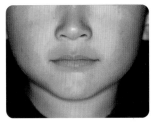

·完成期完美的嘴唇·

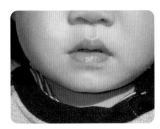

·前牙期完美的嘴唇·

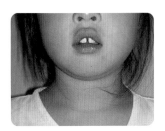

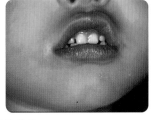

·自然张开的嘴唇·

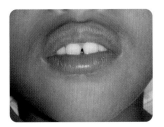

·可以看见牙周黏膜·

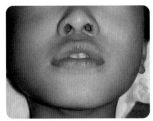

·嘴唇干燥·

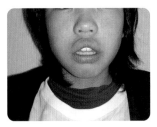

·嘴唇松弛,不能保持紧闭状态·

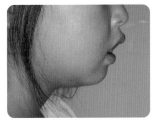

·上唇上翘·

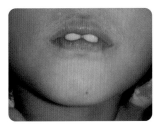

·弄下嘴唇·

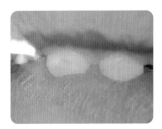

·弄下嘴唇引起嘴唇肿胀·

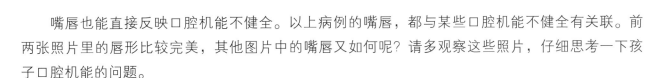

  嘴唇也能直接反映口腔机能不健全。以上病例的嘴唇,都与某些口腔机能不健全有关联。前两张照片里的唇形比较完美,其他图片中的嘴唇又如何呢?请多观察这些照片,仔细思考一下孩子口腔机能的问题。

  有些孩子的嘴唇总是处于张着的"呆滞"状态,上唇向上翘起,闭唇很困难,因而容易变成用口呼吸,而这又与过敏、哮喘等全身性病症有关。

● 案例 1——嘴唇松弛柔软

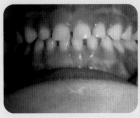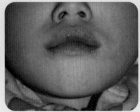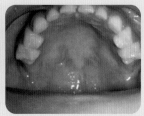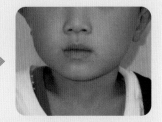

·整齐的牙列· ·嘴唇感觉有些松弛· ·○形上腭有发育的空间· ·唇形变好看·

　　这是一个 4 岁的男孩，无龋齿，乳牙排列整齐，咬合良好。上腭呈○形，但嘴唇闭合不紧，略有松弛，总有些让人担心。

　　于是，笔者对他的进食方式进行了检查和问诊。在检查进食方式的过程中，发现他采用填满嘴巴、不怎么咀嚼就吞咽、以"吸"为主的方式进食，同时发出"吧嗒吧嗒"的声音，嘴角也不干净，有块状食物流出。孩子本人也无法保持安静，注意力不够集中。

　　为了让他有意识地集中注意力，笔者对其进行了锻炼指导：嘱其将注意力集中于舌头的一点（1 分钟），并保持腰挺直的姿势。然而，孩子只坚持了 30 秒就被其他东西吸引了注意力。在这种情况下，医生就要指导孩子母亲陪伴孩子进行"ɑ、i、u 口腔操"锻炼；进食的时候，让家人提醒孩子每一口的量都要适当，吃的时候把嘴闭紧。

　　在这之后，孩子的嘴唇力量有所增加，用纽扣和其他唇锻炼的物品进行锻炼，让其有意识地闭拢嘴唇。再后来，孩子的双唇能够很好地闭合了。

　　最右侧的图是孩子治疗了大半年的结果，与此同时，即使母亲没有提醒"把嘴巴闭起来"，他也能自然而然地将嘴闭起吃东西了。最近来就诊时他也能安静地将检查做完。

● 病例 2——通过 MFT 使嘴闭紧

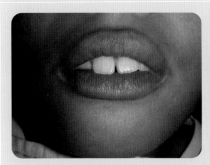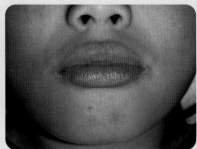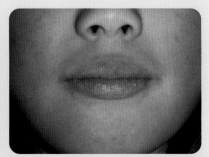

·7 岁 11 个月· ·实施 MFT1 个月· ·治疗 1 年后·

　　照片显示的是一个女孩的嘴唇变化。左图是女孩 7 岁 11 个月时，此时嘴唇比较松弛，可以看到上唇的黏膜。要是放任下去，孩子会玩弄下唇，上颌切牙就会向外突出，于是对她实施 MFT 以增加其唇的力量。经过 1 个月的锻炼，女孩的嘴唇比之前闭得紧一些了。在整个家庭的帮助下，孩子每天都进行练习，1 年之后嘴唇变得漂亮了。

● 病例 3——使用牙套

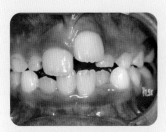

·|1 向唇侧倾斜·

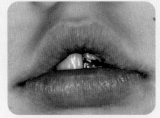

·嘴唇呈富士山形·

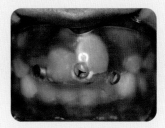

·使用定制牙套·

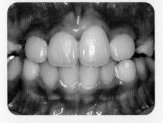

·上下 4 颗前牙的排列和咬合状态·

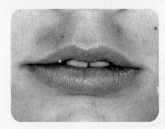

·嘴唇变回正常的形态·

牙套能形成对牙齿的压力，不过只要做出能用手指拎住的把手，它便可用来锻炼唇的力量。牙套一般用聚合蜡（PE）、硅胶等印模材料制作。

下巴紧张

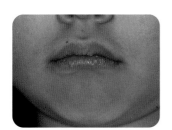
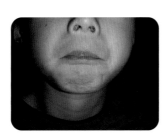
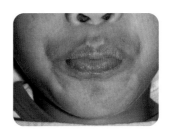

·下巴呈紧张状态（注意观察孩子吞咽时下巴的变化）·

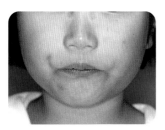
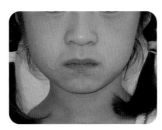
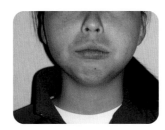

·不吞咽时下巴也处于紧张状态，平日里应进行下巴放松锻炼·

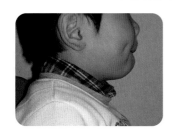
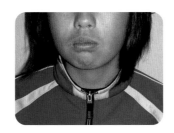
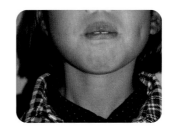

下巴紧张是和舌头的动作相互联系的。用正确的吞咽方式进食时，下巴和嘴角都不会出现紧张状态，喉部的舌骨上部肌肉群会轻轻地进行下咽动作。这些照片都是在下巴紧张的一瞬间拍下的，实际上这些孩子并不是一直都处于这种紧张状态下。检查时，不要漏掉这些一瞥之际看到的机能不健全表现，认真捕捉这些瞬间是十分重要的。

●嘴角形态不佳

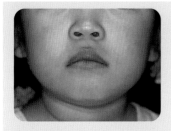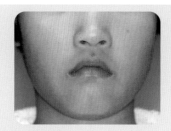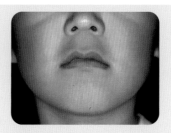

嘴角处于向下的状态，给人一种他好像不高兴的感觉。左右的嘴角不对称。

舌异常

●抬舌困难

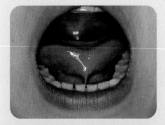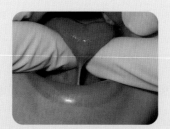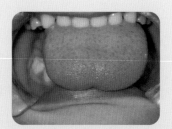

·舌系带短而无法将舌头抬起·   ·用手指帮助舌上抬·   ·舌尖变成心形·

对于舌系带较短的孩子来说，就算让他们"把舌抬起来"，多数孩子也不知道到底要怎么做。不理解抬舌的要领，便无法很好地抬舌，此时检查者可将手指伸入孩子舌下，再教孩子抬舌的要领，检查舌抬起的情况和舌的动作。

●延长舌系带

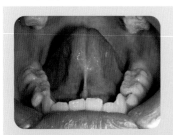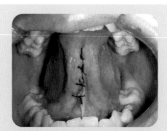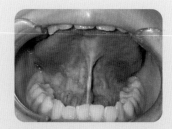

·无法充分将舌抬起·   ·延长舌系带并进行舌上抬   ·舌充分上抬·
                             练习·

家长要慎重考虑让孩子行舌系带延长手术。孩子要掌握抬舌的要领，加强抬舌锻炼。在恒牙萌出时，若舌系带有影响，才建议对舌系带进行延长。

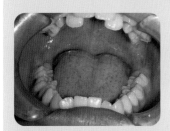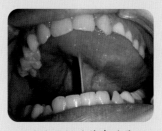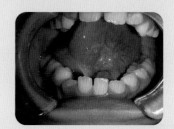

·舌背倾斜，患者可能用单侧   ·舌体两侧动作有差异·   ·似乎活动困难·
牙齿咀嚼·

舌的形态和动作左右有差异。检查时需要观察孩子使用怎样的咀嚼方式进食。

●咀嚼状况不佳的舌头

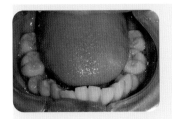 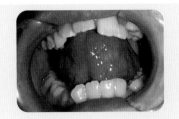 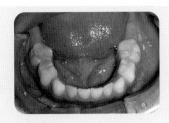

厚重而呆滞的舌、团曲的舌、后缩的舌，以上每一种舌都令人担忧其咀嚼情况。

脸形不对称

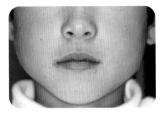 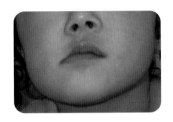 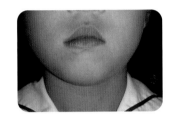

观察左右脸是否对称。若是用单侧牙齿进行咀嚼，则咀嚼一侧的肌肉会绷紧，没有咀嚼一侧的肌肉会松弛。因此，没有进行咀嚼的一侧嘴角会有下垂的感觉。口腔检查时应经常观察左右嘴角是否对称。

姿势不佳

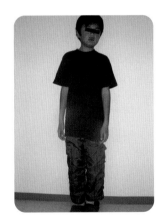 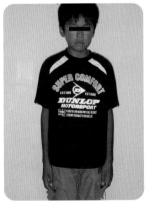 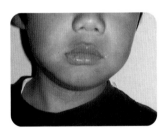 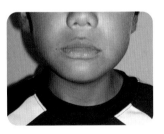

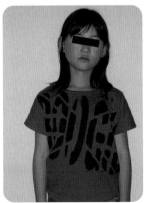 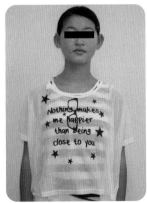

·姿势与咬合的关系·

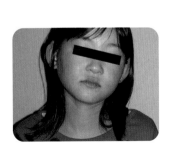 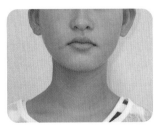

以上病例都是由于咬合平衡不好，影响到了姿势。如果咬合的问题得到了纠正，姿势自然也会变好。此外，影响姿势的因素还应考虑脚趾的形状，进食、学习时的姿势以及不良姿态等。

呼吸方式异常

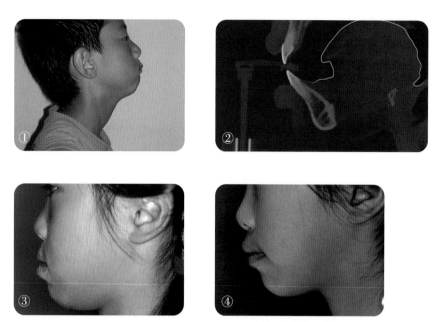

图①中的男孩头部略微前倾。当看了他的CT片之后，发现其气道由于舌低位而变得狭窄，于是为了能轻松地呼吸，他的头就会向前倾。

图②是其他病例的CT影像。舌在口腔中是圆而向上伸的，气道也变得宽阔。

图③中的女孩有双下巴。其舌头处于低位，朝前压迫着下颌骨。舌骨的位置较低，很容易变成用口呼吸。经过训练后，能很好地抬舌了，咬合也稳定了，孩子也有了好看的侧貌（图④）。

坏习惯

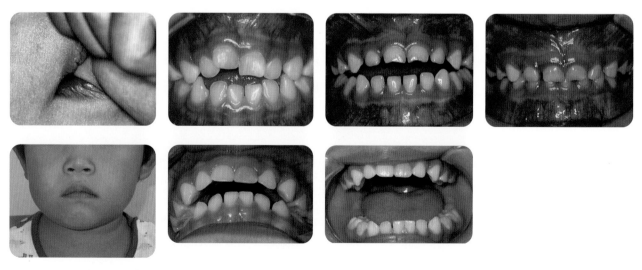

咬手指容易使切牙部位出现开𬌗。若能停止咬手指，无须其他矫正措施，牙齿也能恢复到整齐咬合的状态。但是下面一排的照片中，孩子到3岁的时候还在吮手指，上颌骨的咬合平面也向右上方偏移，面貌不对称。能否只通过停止咬手指就让牙齿恢复到原本的形态，尚需观察。

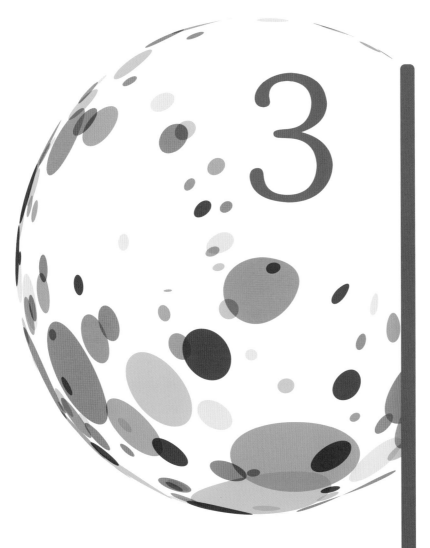

3

MFT实践指导

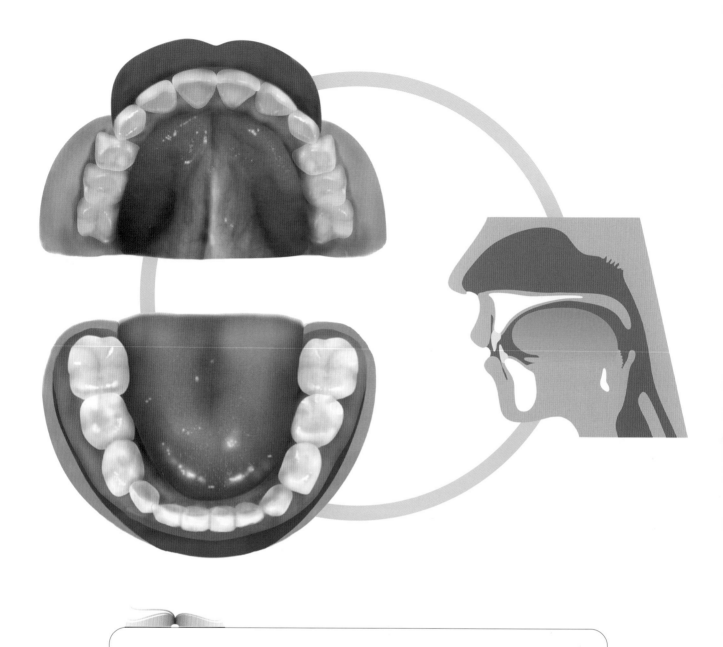

牙齿在肌肉的平衡中排列生长，整齐漂亮的牙齿排列是由协调的肌肉促成的

　　讨论 MFT 的文献有许多，本章主要介绍笔者个人的想法和口腔工作者最关心的内容。

　　良好的咀嚼方式、良好的吞咽方式、良好的姿势和用鼻子呼吸的习惯都是在日常生活中自然而然地形成的，舌和唇的机能（运动）在其中起着重要的作用。可以说，舌头上抬的力量，对于防止唇自然张开、让嘴唇能完好地闭合，有着重要的作用。

　　同时，养成正确的吞咽方式也十分重要，但是要掌握它却十分困难。要有意识地调节脑和肌肉，自然而然地养成正确的吞咽方式。

MFT 工作准备

当发现幼儿有可能出现口腔机能不健全时，要采取怎样的相应措施呢？笔者在此就口腔肌功能训练（MFT）进行说明。

作为实施 MFT 的前提，首先，大家要做好训练前的思想准备。若是无法得到孩子和监护人的配合，MFT 是无法进行的。孩子和监护人必须理解 MFT 的必要性，若他们还抱有"明明平常什么都能吃，为什么如今要去进行'咀嚼指导'呢"这样的疑问的话，不论医生怎么努力，治疗都不会有好的效果。

于是，在开始进行 MFT 指导之前，笔者会用照片、视频来让大家了解孩子的口腔内部到底怎样了，到底出现了什么问题。笔者认为，先对口腔机能有一个正确的理解，MFT 才能有效地进行下去。

以下是笔者在进行 MFT 时，整理出的需要注意的问题。

首先要观察

不要马上开始 MFT。首先，要一边用孩子感兴趣的东西（玩具、筷子游戏、积木等）陪他们玩，一边观察孩子的状态，简单评估他们是否能很好地配合治疗。在这一过程中，要让监护人感受到这对孩子来说"是一段快乐的时光"，还要观察孩子和父母的状态。

使用"游戏道具"进行训练

在实际的训练中，要灵活运用气球、口哨、口琴等依靠嘴部活动的游戏道具。通过观察孩子游戏时的状态和表现来进行口腔机能检查，为之后的训练提供参考。

缓和孩子的不安心理

为了缓和孩子们心理上的不安，指导师的视线要和孩子的视线在同一水平线上。缩短面对面的距离，就能缩短心和心的距离。若是指导师能看着孩子的双眼并与他们一起做"ɑ、i、u、be 口腔操"，他们就会认真地模仿照做。若孩子情绪放松、愉快，那么他们在做"u""be"口腔操练习时有时也会笑出声。

平缓监护人的不安情绪 4

在最开始的时候，监护人会担心"接下来要做什么"之类的问题。为了使家长安心，我们要尽可能地巧妙地对家长进行表扬。用"孩子妈妈您能考虑让孩子进行 MFT，这本身已经是一件非常优秀的事情了""您对孩子的口腔问题，真是费尽心思思考了一番啊"等表述，明确地传达"监护人一心只为孩子着想的心情是极好的"这一主张。

让监护人掌握要点 5

在家中，监护人就是孩子的老师，因而有必要让监护人仔细观察孩子吃东西时嘴唇和舌的动作，要让他们掌握舌运动、唇运动的重点。监护人要多花费心思，但是又要做到不能过于严厉。在教育孩子的时候，用"嘴巴敞开了""要把嘴巴闭上嚼东西"等点到为止的语言告诫孩子，会更为有效。

"时间短"也是一个要点 6

孩子们的注意力最长也不过 20 分钟。进行 MFT 时，如果孩子不紧跟指导师的训练流程，就会造成时间浪费，效果也不好。最初，需要把握对母亲和孩子整体的指导，之后再推荐相应的、重点的训练。

及时调整治疗方案 7

孩子们都是从"做不到"的阶段开始进行练习的。明明已经进行了反复的指导、无数次的练习但还是达不到理想的效果——这种情况也是有的。

也会有注意力比较散漫的孩子以及心不在焉的监护人。有时，医生反倒更想生气，因为他们总会涌现出众多的诸如"怎样才能让他抬起头来""怎样才能让他安静地坐下不动""怎样才能让他笑一下""怎样才能让他将舌抬起来"等不安和疑问。

这个时候，医生不要纠结于某一点，下定决心改变治疗的方向也不失为一个有效的方案。

出于责任感，出于职业操守，医生有时会想"好不容易在百忙之中抽空来医院治疗，怎能偏离原本的治疗计划"，但是我们也必须要有根据实际情况，在短时间内做出决断并调整当下治疗方案的勇气。

本来 MFT 就是必须要孩子的配合才能进行的，要是孩子不愿意做的话，切记不能勉强行事。在这种情况下，可以进行日常口腔游戏训练。与此同时，也要培养监护人重视口腔机能的意识，提醒他们注意孩子是否能以"良好的咀嚼方式""良好的吞咽方式""良好的姿势"轻松地进行日常进食。

MFT 训练要点

与孩子接触的方法

当 MFT 对象是低龄儿童时，以下几点必须注意：

①视线交流：

· 在使用平衡球等道具让孩子放松之后，再矫正其姿势。

· 对 3～4 岁的儿童进行训练时，要让自己的视线对上孩子的视线。

· 当孩子坐在椅子上时，要确保他们的脚平稳地放在地面。指导时要伏身，将视线高度调整到和孩子的视线在同一平面上。

· 当视线与孩子的视线对上时，要自然地微笑。

②语言交流：

· 从一组诊疗移至另一组诊疗时，面对许多对未知治疗感到不安的孩子，要立刻问他们一些马上就能回答出来的问题，例如"你喜欢什么游戏呀""你喜欢听什么歌呀"等，与孩子产生共鸣，平缓孩子不安的情绪，让他们感到轻松，让他们展露笑容。

③身体接触：

· 通过视线交流拉近了和孩子的距离，也能更容易接触他们的身体。其中，对坐在椅子上而脚够不到地面的孩子，可以把他们的脚放在正与他面对面进行指导的指导师的膝盖上，一边用手稳定孩子的脚一边进行指导的话，孩子也会专注地看着指导师，露出高兴的表情。

· 口腔是十分敏感的位置，因此要从肩膀、手腕等较远的部位接触开始，最后再接触孩子的口腔。

姿势

①纠正孩子的姿势。

②检查孩子的肩膀、头部肌肉有没有僵硬。

③检查身体的动作：

· 腹部肌肉、背部肌肉、手的转动等。

· 让孩子试着触碰平衡球。

· 要让孩子在坐着的状态下，挺直腰椎，脚踩在地面。

· 让孩子的头部不要偏斜，要稍微向前倾。

· 让孩子的手臂向前转动。

· 让孩子的手臂向后转动。

· 检查孩子在睡着的状态下头部有没有向上抬起。

呼吸 **3**

①叮嘱孩子尽量用鼻子呼吸。

②（若孩子出现口呼吸的情况）询问监护人：

- 孩子睡觉时是否有张口呼吸。
- 孩子是否不能闭拢双唇。
- 孩子是否经常嘴巴很干。
- 孩子是否有口臭。
- 孩子是否无法将嘴唇闭拢 1 分钟以上。
- 孩子处于自然表情时，是否露出牙齿。
- 孩子嘴唇是否干燥（嘴唇起皮）。
- 孩子吃东西时会不会发出"吧嗒吧嗒"的声音。
- 孩子是否总是鼻塞。

伸展运动 **4**

伸展运动是指拉伸韧带，牵引肌肉。在 MFT 中也有拉伸口周肌群的锻炼，但此时一定要注意，要缓慢地进行拉伸锻炼。例如用拴着线的纽扣进行锻炼以提升唇部力量时，要注意循序渐进，不要训练过度而引起反作用。

训练时，可以用镜子来确认孩子的动作，让孩子充分拉伸口周肌群，并保持 20～30 s。

对吞咽进行指导 **5**

吞咽动作指导是 MFT 中最困难的项目之一。作为治疗对象的孩子基本上都存在弄舌严重、无法很好地抬舌等问题。即使进行了正确使用舌头的训练，孩子能够抬舌了，但在吞咽食物的时候，他们多数还是会将舌头向前方伸出。"保持舌头整体上抬，紧紧贴住上腭"才是正确的吞咽方式，这说起来简单，但对有口腔机能不健全问题的孩子来说却是十分难做到的。

①吞咽姿势判断：

- 在假牙垫底材料（rebase）上粘上少量糯米纸，将其贴附在上腭中点和第二乳磨牙靠近舌侧牙龈的三个部位。然后，让孩子做喝水和吞咽的动作。通过肉眼观察垫底材料的变化来判断舌头的动作和舌压的状态。若是在同一个部位的假牙垫底材料被压扁而变得又平又宽的话，就可以判断孩子的吞咽方式是正确的。但是，若假牙垫底材料还保持着圆球一般的形状或是被推压到切牙部位的话，就能判断孩子不能正确进行吞咽。

②吞咽训练：

- 让孩子做"a、i、u、be 口腔操"中"i"的发声练习，让孩子尽量将舌头贴紧上腭。"i～"

的声音消失的时候，让孩子屏住呼吸，同时做吞咽的动作并记住舌头的感觉。

- 重复这个动作，让孩子记住有意识地将舌向上抬，紧贴上腭。
- 当舌头能够向上抬起的时候，在假牙垫底材料（rebase）上粘上少量糯米纸，将其贴附在上腭中点，让孩子做吞咽动作。也可以将口香糖贴在上腭上进行练习，但这种做法有时难以让年龄过小的孩子理解。

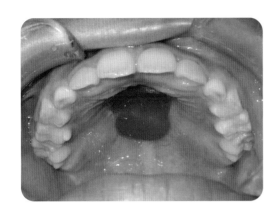 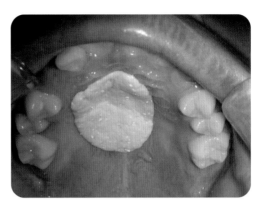

指导师的交替　6

即使更换训练治疗的指导师，也要保证孩子接受的是相同的指导，训练的重点也不能改变。为此，在医院开展指导方法学习会是很重要的。本院除了有病例记录，还会制作 MFT 笔记簿，让主治指导师对每次指导的内容、孩子的变化等都进行记录。这样一来，就算是变更了指导师，也可以详细了解指导治疗的情况，共享相关信息。

MFT 笔记簿记录例子

> **1月30日　内容：**
> - 进行"α、i、u、be"口腔操练习 △
> - 进行贴住上腭中央的吞咽练习
>
> **指导：**
> 让孩子仔细咀嚼进食，每次吃进一口的食物量
>
> **2月27日　内容：**
> - 进行"α、i、u、be"口腔操练习 △
>
> **指导：**
> 没有记录挑战计划
> 在家中认真地进行"α、i、u、be"口腔体操练习
>
> **4月16日　内容：**
> - 进行"α、i、u、be"口腔操练习 ○
>
> 嘴巴有呆滞现象
> - 纽扣练习（650g）
>
> **6月19日　内容：**
> - 进行"α、i、u、be"口腔操练习，能够做得很好了
>
> **指导：**
> 没什么特别的内容
>
> **7月21日　内容：**
> - 进行"α、i、u、be"口腔操练习，能够很好地抬舌了

Q：治疗中断的应对措施

A：治疗中断有三种模式

①单次训练中途的中断：

配合度低、注意力不集中、低龄等因受训者本人引发的问题，会导致约 20 分钟时长的训练中断。

在受训者注意力和配合度低的时候，可在训练过程中加入游戏以调动其积极性，并观察其表现。若是继续勉强进行训练的话，可能会事倍功半。

②因无法连续到院而导致的中断：

a. 暂且先记入回访名单中，临近复诊时间时，电话通知孩子和家长到医院继续接受训练治疗。当孩子再次来到医院时，要再次对其进行机能检测，让家长重新认识到肌肉机能的重要性，让其考虑今后是继续让孩子来医院进行训练，还是在家里自己训练。

总之，持续训练是非常重要的。本院一直请求孩子家人配合，哪怕只是每天在家里进行短时

间的训练（一个人势单力薄，需要家人的配合）。

b. 若是电话联系之后，孩子还是没有回到医院训练治疗，则不得不遗憾地终止治疗。

③受训方主动提出的训练中断

由于得不到低龄受训者本人的配合而导致训练中断的情况也时有发生。在这种情况下，可指导监护人在家对孩子进行训练（在孩子进食时进行提醒、做口腔活动游戏等）指导。

表 3-1　孩子中断治疗的原因及对策

原因	对策
指导很无趣	用贴纸等道具,增加训练的乐趣
受训方不知道为何要进行训练	对孩子、监护人进行事先说明
受训方看不到症状的改善	不要放过任何的改善迹象。通过比较训练前后的照片,让孩子和家长看到确实的改善,对孩子给予表扬鼓励
得不到家人的支持	让家里的兄弟姐妹、家长一起进行训练 让家长培养作为孩子指导师的自觉性

Q：如何向家长解释口腔机能不健全

A：用实际照片进行讲解，让监护人注意到孩子的口腔与正常状态的口腔的不同（为此需要让家长在家经常观察孩子）

- 让监护人注意孩子的进食方式、坏习惯等平常不会注意到的方面
- 使用检查表进行问诊
- 对维持现有口腔机能状况导致的后果进行预测说明

※对于儿童牙科来说，最重要的是要让监护人正确理解肌肉机能训练的重要性和意义，得到监护人的配合。在得不到监护人理解和配合的情况下，是无法进行训练的。

※在进行矫正后，防止口腔变回校正前的状态的肌肉机能训练也是十分重要的。

※肌肉机能训练是对矫正治疗效果退化的预防措施，医院方应该把治疗前期准备、预防退化措施与矫正治疗分开设定费用。

（在合理的、能让人接受的情况下，应尽量将费用定低一些）。

❶ 孩子正在吹笛子。看到这个画面，你对于这个孩子的口腔机能不健全：

- 有什么想法
- 要问孩子和监护人什么问题
- 要如何指导孩子

❷ 孩子正在吹纸气球，好像怎么也吹不大。看到这个照片，你对于这个孩子的口腔机能不健全：

- 有什么想法
- 要问孩子和监护人什么问题
- 要如何指导孩子

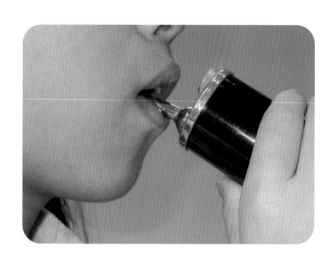 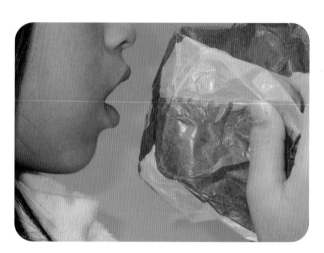

表 3-2　指导师应了解的口腔机能相关问题记录表

		笛子、吸管	气球
①	看到照片,想到的东西		
②	看到孩子的模样,指导师应该想到什么		
③	对于想到的内容,应该问怎样的问题		
④	为改善口腔机能不健全的问题,应该怎么做		

舌的运动

① 用舌触碰上腭的中点

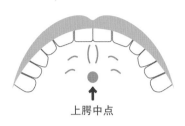

上腭中点

② 将舌向前伸出

（注意：用力伸）

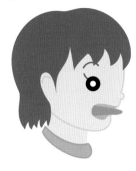

③ 将舌左右缓慢地移动

（注意：下颌不要动）

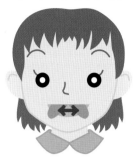

④ 舌头做绕圈转动

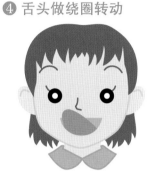

⑤ 用舌顶住上腭，做口的开合运动

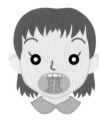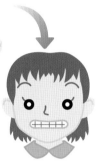

⑥ 将舌抬起，紧贴在上腭上部

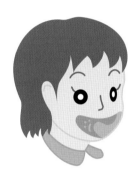

唇的运动

① 锻炼上唇

单独让上唇伸出

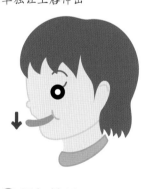

用上唇遮住牙齿

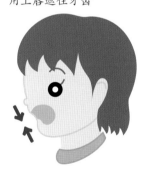

用手指对上唇进行按摩

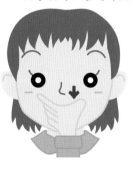

② 纽扣练习

将纽扣上的绳子夹在门牙和嘴唇之间，慢慢地拉拽纽扣

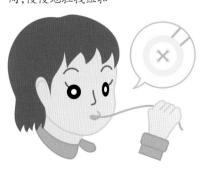

③ 唇的闭合练习

用上下唇夹住细棍或其他薄的东西

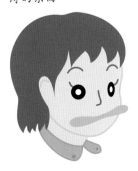

④ 锻炼脸颊

用水或者空气鼓胀脸颊

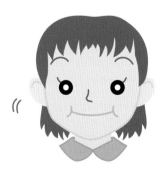

儿童进食方式调查问卷

孩子们在日常进食时若有如下情况，请打"√"

☐ 嘴角有口水流出

☐ 嘴巴被食物塞满，脸颊鼓胀

☐ 嘴巴中有食物堆积

☐ 不咀嚼就吞咽（食物整个吞下）

☐ 像吮吸一般进食

☐ 用单侧牙齿咀嚼

☐ 发出"吧嗒吧嗒"的声响

☐ 吃东西的时候将舌伸出来

☐ 嘴角较脏

☐ 吞咽时嘴角紧张

☐ 张着嘴吃东西（能看到嘴里面的食物）

☐ 吃东西的时候用水（茶水、汤汁）帮助吞咽的情况较多

其他：_____

_____

_____

_____

年　　月　　日

姓名：_____

儿童进食方式问诊表

病例记录 No._____   年   月   日

在对应的项目下请打"√"   **记录时的年龄（   岁   个月）**

- 是否有兄弟姐妹   □没有   □有

- 孩子的性格怎样   □积极的   □消极的   □大方开朗的   □敏感的

- 请写下孩子喜欢的东西、擅长的东西

  （   ）

- 喂奶采取的是   □母乳   □人工奶   □混合奶（母乳和人工奶）

- 关于断乳时期的食物

  （   ）

- 孩子的爬行情况

  （   ）

- 有没有让孩子用手抓食   □有   □没有

- 有没有注意到孩子嘴巴的动作   □经常关注   □没怎么注意

- 有没有喜欢或讨厌的食物   □没有

                              □有（喜欢的食物：   ）

                                   （不喜欢的食物：   ）

- 进食中有没有经常在饭桌上放饮料   □有   □没有

- 关于进食的自主性   □自己吃   □需要些许帮助   □需要家长喂食

- 孩子和谁一起进食   □和家人一起吃（   ）

                              □有时候一个人吃

                              □经常一个人吃

- 用杯子喝水   □能熟练地喝

                     □喝的时候洒落少量水

                     □无法用杯子喝水

- 用吸管喝杯中的水 　　　　　　□能熟练地喝

　　　　　　　　　　　　　　　□不怎么熟练

　　　　　　　　　　　　　　　□无法用吸管喝水

- 是否关注点心的内容 　　　　　□比较关注 　　　　□不怎么关注
- 吃点心的时间 　　　　　　　　□有规律 　　　　　□没有规律
- 孩子的发音是否让人在意 　　　□没有 　　　　　　□有
- 孩子是否咬手指 　　　　　　　□没有 　　　　　　□现在有
- 是否使用过橡胶奶嘴 　　　　　□没有使用过

　　　　　　　　　　　　　　　□曾经用过（到　　时候）

　　　　　　　　　　　　　　　□到现在还在使用

- 什么时候起床 　　　　　　　　（　　　　　　点左右）
- 什么时候睡觉 　　　　　　　　（　　　　　　点左右）

笔记：_____

_____

_____

_____

进食助手——培养"咀嚼"的意识

1 每一口食物咀嚼 30 次

2 每一口吃较少量的食物，闭上嘴巴咀嚼

3 想要吞下食物的时候，再嚼 5 次

4 食物变得黏稠后，回想吞咽的要点，然后吞下

5 前一口完全吞下之后再吃下一口

6 吞咽食物的时候切忌不要喝水

7 时不时停下筷子

注：在进食前进行 10 次" α 、i、u、be 口腔操"。此图可贴在家中目之能及处。

低龄儿童口腔活动游戏

为什么要进行口腔活动游戏？

近来，出现嘴唇松弛、唇部自然敞开现象的孩子越来越多。

通过口腔活动游戏，促进舌的机能，让孩子尽可能恢复正常、自然的嘴形。

若能增强唇、舌力量，咀嚼的力量也将增强。

要想在断乳期到乳牙萌出完全的时期里建立良好的咀嚼基础，进行口腔活动游戏就是十分有效的方式。

表 3-3　口腔活动游戏要点

①	安全第一（不要使用会让孩子误食的小物件）
②	合理安排锻炼时间（5~10 分钟）
③	每日更换游戏（根据日期改变游戏的内容）
④	以一种有趣的游戏方式进行练习（不要让孩子产生一种被强迫的感觉）
⑤	在游戏中发现问题,调整方案
⑥	进行持续的观察
⑦	监护人要理解口腔活动游戏的意义
⑧	了解不同年龄的口腔机能发育情况
⑨	口腔活动游戏进行前的准备：做 5 次" a 、i、u、be 口腔操"

表 3-4　家庭口腔活动游戏一览表

口腔活动游戏的种类	使用的道具或其他注意事项
吹	· 纸气球、橡胶气球、纸片 · 笛子、口哨、口风琴 · 管子(咕噜咕噜喝杯子中的水)
吮吸	· 用细的吸管喝水
抬舌	· 弹舌、用舌头发出声音
闭拢嘴唇	· 用嘴唇夹住薄的物品,注意不要让它掉下来 · 将厚的纸张或者塑料剪切成适当的大小,穿上绳子,让孩子只用嘴唇去拉拽绳子
锻炼嘴唇力量	· 用嘴唇去拉拽用风筝线串着的扣子 · 拉拽用风筝线拴着的装有水的矿泉水瓶的扣子
锻炼脸颊力量	· 做鬼脸(让脸颊鼓胀起来) · 两边脸交换着进行鼓胀锻炼
紧咬	· 咬塑胶管或海带等食材
舌体操	· 缓慢地用舌沿着嘴唇舔一圈 · 舌前部左右摆动 · 伸舌,使舌前部触碰前方的棍子

表 3-5 口腔机能训练指导一览表

机能训练项目	指导内容	备注
咀嚼—吞咽	·用门牙进行咬断锻炼 ·用舌尖触碰食物 ·咀嚼及吞咽食物时要闭拢嘴唇	·食物要做成易于吞咽的块状 ·准备一块大小为能一口吃下的面包或饼干,让孩子用门牙来咬断 ·用双侧后牙咀嚼
吸奶—吞咽	·下嘴唇保持贴在勺子、杯子上 ·用上嘴唇取水 ·将舌尖贴到上腭,使水暂时保留在舌头与上腭之间 ·将舌尖贴到上腭,闭拢嘴唇 ·有意识地吞咽口水	·若是水较难保留在口中,则可以用酸奶等黏稠流质代替 ·软绵的点心放入口中时会促使唾液分泌,让孩子将唾液咽下 ·习惯之后,让孩子将唾液集中到舌头的中央然后再咽下
吐气—呼吸	·用鼻子呼吸 ·快速地吸气,缓缓地吐气	·用口琴、风车、吸管、蜡烛、肥皂泡、纸片、橡胶球、羽毛等进行吹气游戏 ·用力快速地吹,或者轻轻地缓慢地吹,让孩子掌握各种不同的吹气方法

(根据 1998 年湧井丰、藤井和子所著的《声音结构的指导研究——基础知识和实例指导》改编)

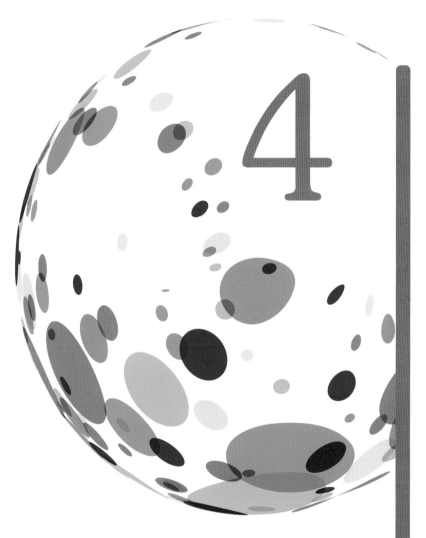

4

病例赏析

到 3～4 岁时，孩子的口腔机能达到发育顶峰。从出生到三四岁这段时期，是孩子获得正确的咀嚼、吞咽、呼吸和发声机能的重要时期。孩子通过嘴唇、舌头、脸颊等肌肉和软组织的自然活动，构建良好的口腔机能。

在这个时期里，若是没有充分学习和锻炼，孩子的牙列和咬合情况可能就会受到影响[31, 32]。而这些影响，毫无疑问，又会影响孩子上腭前部的发育、牙齿的排列、牙齿的咬合关系等[33]。因此，尽早发现孩子异常的口腔机能问题，并给予指导，让孩子恢复正常的口腔机能是十分重要的。早期发现异常、早期指导纠正是我们这些从事牙科医疗的人的重要职责。

在恒牙列期，恒切牙和第一磨牙在乳牙列期所形成的口腔机能和上腭形态的基础上，逐渐萌出。此时，骨性咬合问题也逐渐显现出来。

在此，笔者将以上腭的三种形态（○形、△形、Ⅴ形）为基础，对错𬌗情况进行预测并展示相关病例。

在乳牙列期孩子为什么没能掌握正确的咀嚼方式和正确的吞咽方式呢？

其主要原因可能有：咀嚼机能不健全、糖摄入过量、不规则的饮食习惯导致的大面积龋齿、咬手指的坏习惯、趴着睡觉等不良姿态、开𬌗等咬合异常情况、弄舌等。

在乳牙列期，对口腔机能各项指标进行检查，如果发现有因明显的开𬌗、偏𬌗而致的下颌偏斜情况，就可得出口腔机能不健全的结论。但是，乳牙的咬合问题并没有恒牙的那样明显。因此，从细微的开𬌗、唇部略微松弛、抬舌等细节，对乳牙列期孩子的口腔机能不健全问题产生警觉，并尽快进行指导是非常重要的。

接下来，我们来探讨下可能存在口腔机能不健全的一些病例。

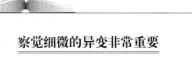

察觉细微的异变非常重要

龋齿

儿童牙医的诊治内容最多的是龋齿诊治。其中，严重的龋齿甚至可引发牙髓感染，从而导致牙髓坏死、牙根吸收等问题。而恒牙的萌出异常、疼痛等导致的单侧咀嚼问题则更多地影响到咀嚼机能。

牙周膜拥有大量的感觉神经，有着对于咀嚼来说重要的知觉传感机能。其原理是通过重复咀嚼的动作使牙周膜机械刺激感受器激活，与牙周膜相连的三叉神经则将信息传递到脑干的咀嚼中枢。

若牙周膜有损伤，进行牙髓或牙齿拔除的话，将会改变咀嚼的节奏。因此，尽可能地保护牙髓、牙周膜，使其尽可能保持正常状态，对于口腔机能的稳定来说是极为重要的。

牙髓完全露出

采用尽可能保留牙髓和牙周膜的处置措施。用橡皮障隔湿，对被感染的牙釉质进行彻底磨除。尽可能在无菌状况下，确认牙髓暴露面的情况[34]。

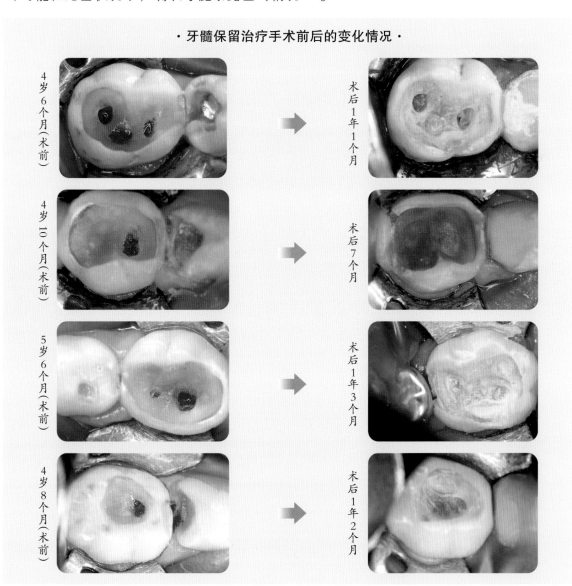

· 牙髓保留治疗手术前后的变化情况 ·

4岁6个月（术前） → 术后1年1个月

4岁10个月（术前） → 术后7个月

5岁6个月（术前） → 术后1年3个月

4岁8个月（术前） → 术后1年2个月

大面积龋齿导致的咬合崩溃

在牙齿大面积龋齿的情况下，要最大程度地保留牙髓、牙体组织，对牙冠进行修复。患有大面积龋齿的患儿，往往都不肯配合，采集咬合印模会很困难。因为无法正确地放置咬合器，所以要等乳磨牙形成后建立起咬合高度再取模。用能直接切削改变形态的树脂来制作牙冠模型，将树脂放入口腔内，对树脂进行切削，以保证大致正确的下颌位，之后再戴上牙冠。对于咀嚼机能来说，下颌位的稳定是非常重要的。

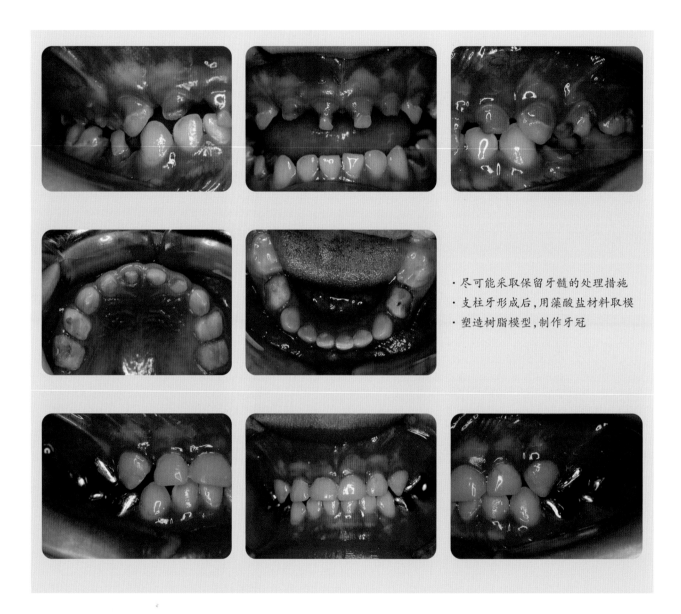

· 尽可能采取保留牙髓的处理措施
· 支柱牙形成后，用藻酸盐材料取模
· 塑造树脂模型，制作牙冠

乳切牙缺失导致的口腔机能不健全

孩子 4 岁时，由于龋齿问题严重，切牙被拔除，D～D 之间出现开𬌗。吞食的时候，为了封闭开𬌗，舌和唇会不自然地动起来。通过安装幼儿义齿，舌头和嘴唇恢复了原有的机能，能够自然地活动了。7 个月以后，孩子的开𬌗情况得到改善，嘴角也变漂亮了。

·乳切牙缺失·

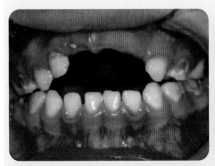
·有弄舌习惯,乳磨牙部位出现开𬌗·

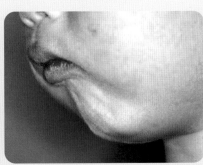
·下巴紧张·

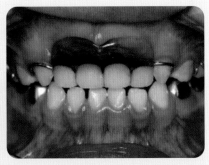
·安装幼儿义齿·

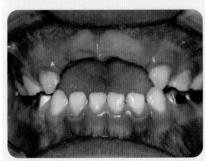
·逐渐恢复正确的咀嚼方式、吞咽方式,咬合也稳定了·

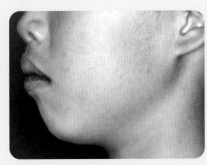
·嘴角也变漂亮了·

咬合异常

开𬌗

接下来，笔者将对咬合相关问题病例的对应措施进行介绍。首先，要仔细发现不自然的咬合问题，就算是细微的异常也不能放任不理，要进行相应指导，这一点非常重要。在尽可能早的阶段进行恰当的处理，能使之后的改善更见成效。

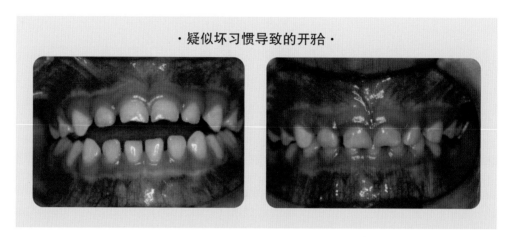

· 疑似坏习惯导致的开𬌗 ·

开𬌗情况较为明显的话，首先，需要对孩子是否有咬手指等坏习惯提出质疑。通过问诊了解到孩子有坏习惯的话，要教导孩子戒掉坏习惯。

本病例中，孩子有咬手绢的习惯。教导孩子改掉这个习惯后，孩子的咬合也恢复到了正常状态。

直到 3 岁为止，不要勉强孩子戒掉咬手帕的坏习惯，此后花 1 年左右的时间对其进行耐心引导，以一种舒缓的情绪与孩子进行接触。训练的重点在于，家长绝对不要生气，不要骂孩子，不要严肃地指责孩子。让孩子愉快地玩耍，准备一些需要用到手来操作的游戏，使孩子不容易用手接触嘴巴。并且，在孩子不咬手指的时候表扬他，也是一种很有效的方式。不论如何，要尽可能在孩子五六岁时让其彻底改掉坏习惯。

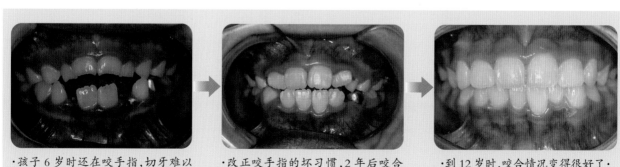

· 孩子 6 岁时还在咬手指，切牙难以咬合。让孩子意识到自己需要戒掉咬手指的坏习惯 ·

· 改正咬手指的坏习惯，2 年后咬合情况得到改善 ·

· 到 12 岁时，咬合情况变得很好了 ·

● 乳切牙细微的开殆

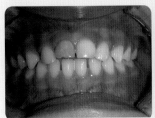 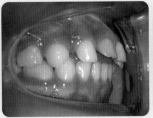 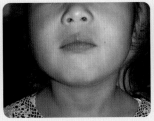 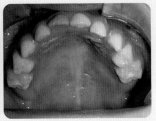

·存在轻微的开殆·　　　·嘴角略微紧张·　　　·上腭略呈△形·

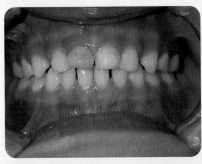 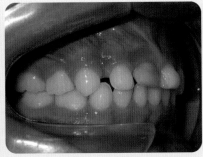 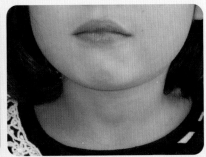

·开殆逐邪蛤渐消失·　　　　　·嘴角形态变好·

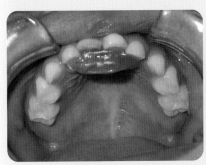 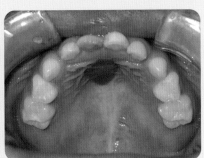

·将切牙前推·　　　·能很好地吞咽了·

　　这是一名 4 岁 11 个月的女孩。从正面观察并没有发现开殆，但从侧面观察就能看出明显的开殆，患儿有弄舌习惯。自然状态下嘴角没有紧张感觉。上腭形态略微呈△形，让人担忧。舌和唇能很好地活动。吞咽的时候有弄舌，嘴角也有用力的情况。观察孩子吃苹果的录像，发现她在吞咽时下巴有一些紧张。把录像给孩子的妈妈观看，让妈妈充分了解孩子的问题所在。

　　让孩子进行嘴唇活动机能训练和抬舌练习，指导孩子在家认真练习。孩子本人有不服输的性格，说"不愿意输给姐姐"，积极地进行以纽扣练习为主的训练。

　　3 个月之后，孩子的嘴唇力量从 400g 增强到了 1000g，在无意识的情况下还是观察到有弄舌情况出现。把挑战计划日历给孩子，让她经常咬训练用的口香糖，并让她在吞咽唾液的时候有意识地触碰上腭中点。

　　为确认吞咽情况，使用了假牙垫底材料（rebase）。将材料放置于上腭中心处，让孩子进行抬舌、吞咽的动作。一开始的时候，孩子因为有弄舌习惯，会将假牙垫底材料推向切牙。半年后，孩子能很好地完成吞咽的动作，假牙垫底材料也能很好地铺展在上腭上。开殆、弄舌情况也逐渐消失。牙列之间也有了发育的空间，为恒牙的萌出做好了准备。

假牙垫底材料的妙用

有些孩子无法完成抬舌的动作，只能让舌尖碰到上腭，舌两侧无法用力贴紧上腭。虽然可以通过"口香糖法"对吞咽时舌是否能很好地上抬进行检查，但是低龄儿童会有无法控制好口香糖的情况。

于是，为了观察吞咽时舌的动作，可以将假牙垫底材料弄成小而圆的形状，放在上腭中点的位置。为使假牙垫底材料不被弄湿，需要把糯米纸剪成小块包住垫底材料。然后，让孩子做吞咽唾液的动作。如果抬舌的力量弱、舌向前方伸出的话，假牙垫底材料会被推到切牙舌侧，由此可以得出舌的机能不是很好的结论。若是机能良好的话，假牙垫底材料会薄而宽地铺展在上腭上。

·3岁开始治疗，临床观察7年·

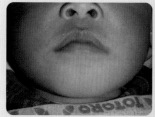 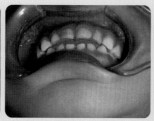 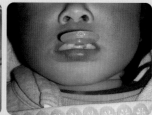 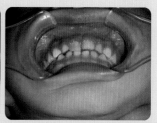

·上唇向上，嘴角向下（3岁3个月）· ·使用唇挡(lip bumber)· ·开𬌗情况暂时改善·

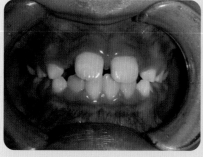 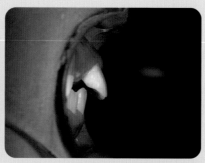

·5年后仍然存在弄舌的情况· ·再次进行MFT治疗·

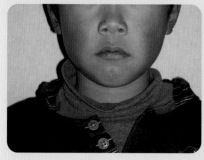 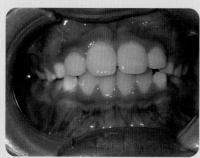 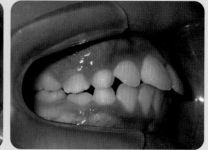

·开𬌗消失，上下4颗切牙稳定，等待侧方牙齿萌出·

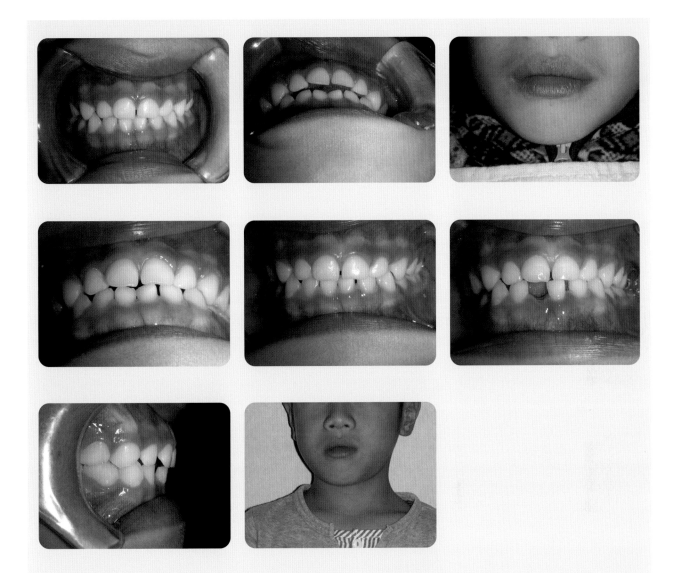

● 恒牙萌出时的轻微开𬌗

　　这是一个 5 岁 3 个月的男孩。乳牙列排列情况良好，几乎没有龋齿，但是 B ~ B 之间有开𬌗。他到 3 岁为止一直有咬手指的坏习惯，现在已经改掉了这一坏习惯。观察他的进食方式，发现他有 "将食物塞满嘴巴" "不咀嚼就吞下食物" "张着嘴吃东西" "没有用手抓食" 等问题。很多家长并没有理解用手抓食的重要性，反而对孩子用手抓食进行呵斥。

　　在训练中，让孩子自己确认上腭中点的位置，指导其进行舌的运动锻炼，指导其每口只吞食少量食物，并认真咀嚼。让孩子用舌贴住上腭中点，进行 "ta" "te" "to" 发音练习。

　　半年后，开𬌗逐渐消失，张嘴吃东西的问题也改善了许多。6 岁 1 个月的时候，牙齿间的发育间隙已形成，C1 开始萌出。此时应注意上下 4 颗前牙咬合关系的稳定情况。

恒牙更替时期的开殆

就算乳牙列期没有弄舌等问题，如果在恒牙更替时期切牙处出现缺隙，吞咽时为了堵住缺隙部位，舌头不自主地就会向外突出。这样的动作变成习惯后就会最终演变成弄舌，切牙的咬合也就会变得不稳定。

在这种情况下，要让孩子吞咽时舌头有意识地触碰上腭中点。这样，待前牙完全萌出并排齐，弄舌的情况自然而然就会消失。

"自然开殆"和"非自然开殆"

在乳恒切牙交替时期，直到恒切牙完全萌出前，牙齿会呈开殆状态，在这段时间里，重要的是让孩子意识到上腭中点的位置在哪。

自然开殆期间，如果嘴角正常，上腭呈○形或△形，则只需定期观察口腔即可。

与之相对，若是非自然开殆，虽说都是乳恒切牙更替时期出现的开殆，但是能明显看出口腔机能不健全的表现。此时，有必要积极地进行 MFT 治疗。

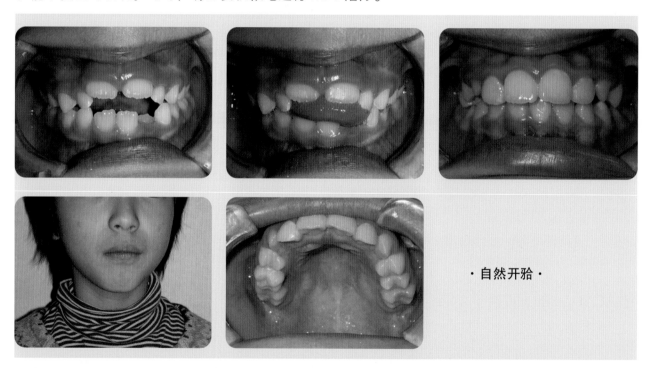

·自然开殆·

·非自然开殆·

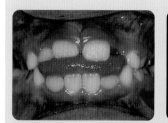
·6 岁 10 个月，弄舌严重·

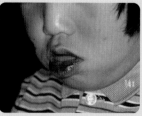
·总能看到舌头·

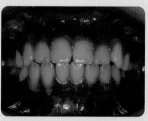
·10 岁 2 个月的咬合情况·

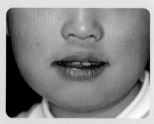
·11 岁 11 个月时的嘴唇形态·

恒切牙萌出 4 颗后仍然存在开𬌗

恒切牙萌出 4 颗后，上下 4 颗切牙应该有稳定的排列和咬合关系，这也是确保良好恒牙咬合最为重要的时期。为此，若出现弄舌等可引起口腔机能不健全的不良习惯，一定不能置之不理，要维持良好的口腔机能，维持上下 4 颗切牙的稳定关系。

·病例 1·

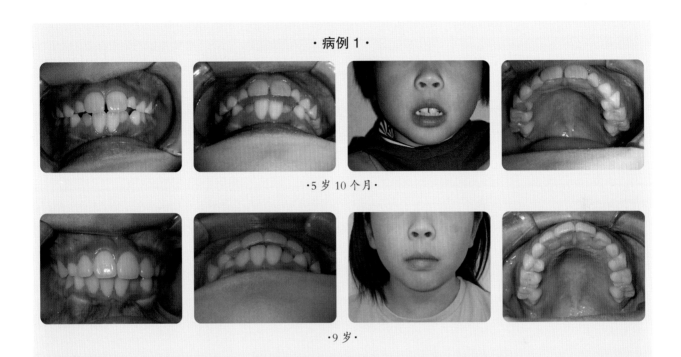

·5 岁 10 个月·

·9 岁·

这是一个 5 岁 10 个月的女孩。其上腭呈○△形，上下颌恒切牙开始萌出，这一时期是咬合稳定的关键时期，要确保上下 4 颗切牙的排列关系及第一磨牙的咬合情况良好。孩子存在开𬌗，嘴唇的闭拢状况也不好。通过指导，让孩子意识到上腭中点的位置，进行抬舌练习和上唇锻炼。

孩子本人对训练热情很高，在挑战计划日历上，能看到她几乎每天都在练习。练习一段时间后，其嘴唇的力量也得到提升，相对以前嘴巴也能更好地闭合了。

到 9 岁时，其上下 4 颗切牙的咬合也稳定下来了，上腭、牙列变得好看。在这之后，对于孩子侧切牙的萌出及排列，特别是尖牙的萌出位置，进行定期的检查。

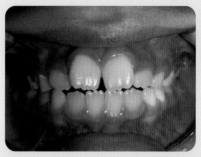

·有开𬌗情况·

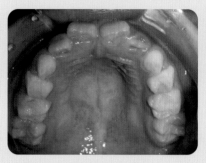

·○△形的上腭·

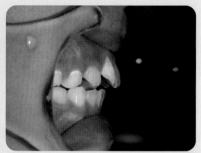

·开𬌗·

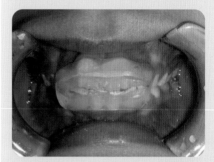

·制作唇挡·

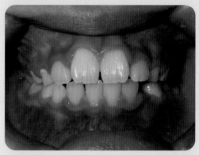

·上下 4 颗切牙的排列·

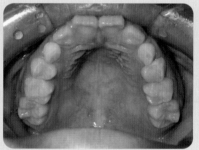

·等待侧切牙萌出·

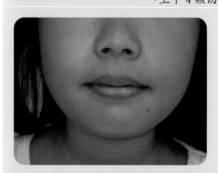

·嘴角变漂亮·

　　这是一个 6 岁 8 个月的女孩。其 2|2 萌出时，出现弄舌习惯，有开𬌗。上腭呈○△形，并且有逐渐变尖的趋势。虽然能将舌体完全贴在上腭并弹舌，且能完成咬紧磨牙将舌后缩等动作，但嘴唇的力量只有350g。因为存在咬下唇的情况，用制模用的硅胶代替舌挡进行治疗。让孩子加深对上腭中点的认识和吞咽练习，同时，为了增强嘴唇的力量，也让孩子进行纽扣练习和"α、i、u、be 口腔操"锻炼。

　　半年之后，孩子嘴唇的力量达到了 1000g，弄舌坏习惯也改掉了，变得能够在无意识的情况下正确吞咽食物了。孩子的嘴唇形态变漂亮了，开𬌗状况也得到了改善，上下 4 颗切牙咬合也稳定下来了，上腭略呈尖锐的○△形。因此，医生今后应对其侧切牙的萌出加以注意。

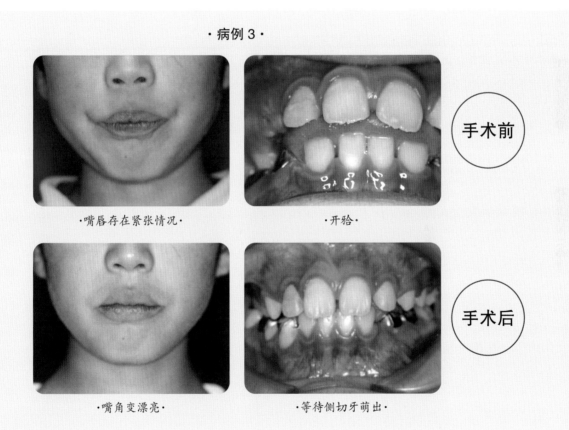 (placed within flow)

制模用硅胶的应用

在存在开𬌗的情况下，如果有咬下嘴唇的习惯，则上颌切牙就会越来越朝着唇的方向倾斜。为了防止这样的情况出现，用多功能蜡将开𬌗部位阻断，用硅胶覆盖上下颌尖牙区，使嘴唇闭拢。这样的措施，可以用来替代舌挡。

· 病例 3 ·

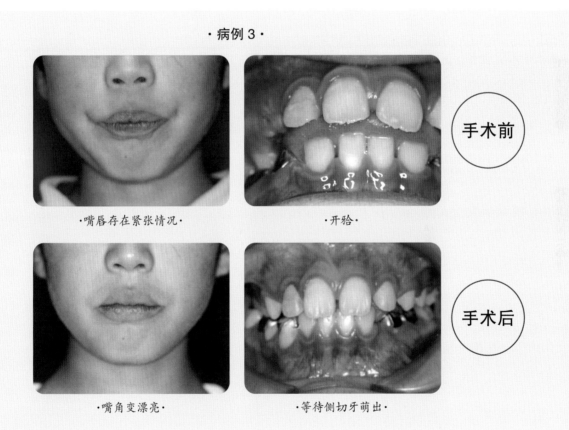

·嘴唇存在紧张情况·　　·开𬌗·

手术前

·嘴角变漂亮·　　·等待侧切牙萌出·

手术后

这是一个 7 岁 10 个月的男孩。其 2|2 之间由于口腔机能不健全，出现明显的开𬌗和弄舌，下巴也很紧张。经过 MFT 治疗后，嘴角变漂亮了。

·病例 4·

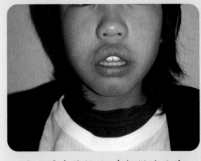

·上下唇自然敞开，有轻微的开拾·

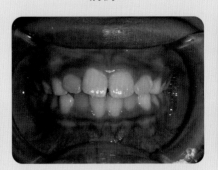

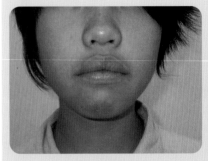

·嘴角略微紧张·

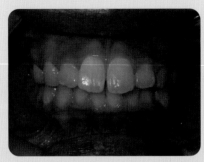

·从侧面可以明显看出开拾·

·咬合处于稳定状态·

　　这是一个 8 岁 2 个月的女孩。其嘴唇无法闭合，有轻微的开拾。与通常一样，采用 MFT 治疗，但抬舌练习进行得并不顺利，下巴的紧张情况好像并没有改善。孩子在自然放松的情况下，上下唇会自然敞开，睡觉时，让家长用透明胶带将孩子的嘴巴封起来。5 年后，孩子进入初中，对治疗的意识也日益提高，咬合情况算是勉强稳定下来，但嘴唇形态还是不太满意。

·病例 5·

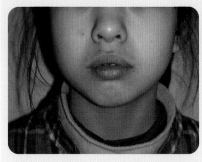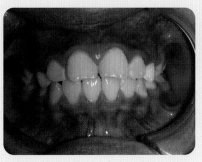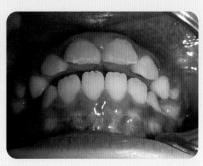

·8 岁 6 个月的女孩，上唇柔软，存在轻度的咬下唇和开𬌗问题·

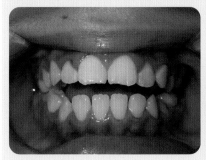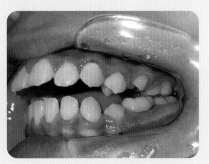

·MFT 治疗只进行了一次就中断了，这是 1 年半后的照片，磨牙部位出现开𬌗·

　　这是一个 8 岁 6 个月的女孩。因对口腔问题治疗极不重视，最终导致咬合问题越发严重的情况也是存在的。

　　以上便是在乳恒牙更替期间，通过 MFT 治疗纠正包括弄舌问题在内的口腔机能不健全导致的开𬌗病例，2|2 均得到不同程度的稳定。

　　在这些病例中，孩子的上腭形态基本呈○形。若是上腭呈△形或是 V 形，仅仅通过 MFT 治疗是无法完成形态纠正的。为了使上腭形态尽量接近○形，必须要使用舌挡或是扩弓装置等矫正设备。

反殆

　　乳牙反殆有牙性的，也有骨性的。在受遗传因素影响较大的情况下，反殆容易变成长期病症，需要我们谨慎对待。但是，若是由于乳切牙萌出时期孩子不经意地将下颌伸出摄食而导致的反殆，则可让孩子有意识地用后牙进行咀嚼，或可通过机能训练或咬合调整等手段治疗。然而，几乎没有不用矫正装置就能治好的反殆病例。

　　我们一般会使用咬合诱导装置等口腔机能矫正装置矫治开殆。但是，无论使用什么装置，孩子不配合都是无法完成治疗的。低龄幼儿很容易出现拒绝佩戴矫治器等麻烦状况。

　　此外，就算改善了乳牙排列情况，也要对患儿进行长期观察，采取长期对应措施。儿牙医生应努力提高正畸方面的诊断能力和技术水平，必要时应考虑向孩子推荐专业的正畸医师进行诊治。

·病例 1·

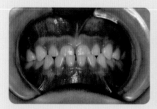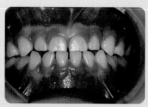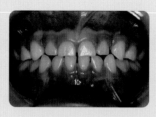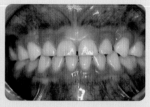

　　这是一名 3 岁 6 个月的孩子。其原本并无反殆的问题，但因前牙偏斜咀嚼，而导致了反殆。让孩子以正确的下颌位进行咀嚼，有意识地用后牙咀嚼。孩子口腔情况逐渐稳定，也能以正确的下颌位进行咀嚼了。

·病例 2·

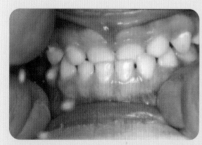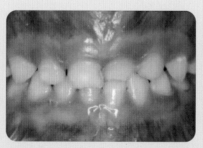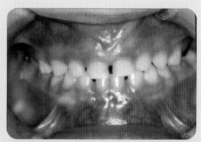

·在 3 岁 3 个月的时候指导孩子用后牙进行咀嚼·　　·4 岁 10 个月时对 B|B 进行咬合调整·　　·7 岁时，牙齿萌出的间隙形成·

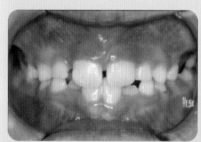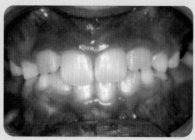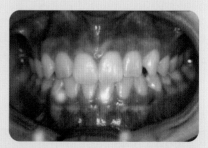

·8 岁·　　·8 岁 9 个月时，前面 4 颗切牙情况稳定·　　·15 岁 1 个月·

·病例 3·

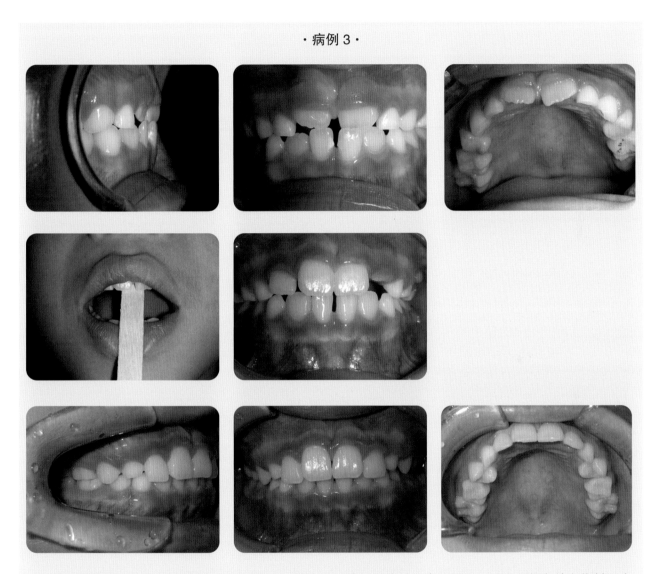

　　切牙萌出时，由于切牙咬合（上前牙与下前牙的切端部分接触）出现问题，导致下颌向前方偏斜。为使 1|1 向前移出，用竹片、手指等对其施加压力，注意不要用力过度。

·病例 4·

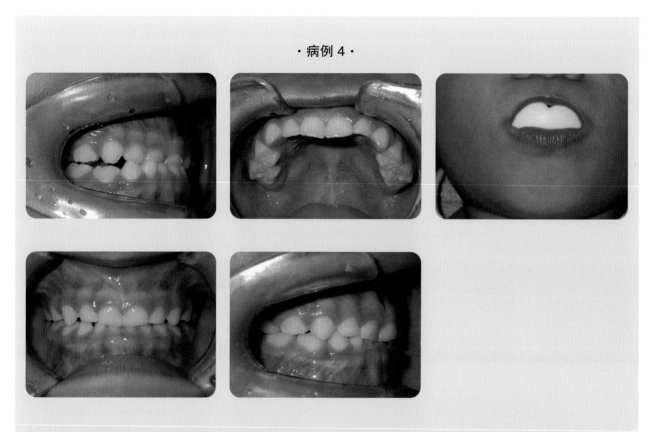

　　这是一个 3 岁 6 个月的女孩。其牙齿为家族遗传性骨性Ⅲ类错𬌗，因此使用了肌功能矫正器。1 年以后，虽然咬合情况得到改善，但今后有必要对其上颌切牙向舌侧倾斜、下颌靠前生长等情况进行跟踪观察。

深覆𬌗（前牙深覆盖）

骨性的上颌骨宽大，覆盖了下颌牙列的咬合。上嘴唇容易变成富士山形状（上嘴唇外翻，向上翘起）。不管形态属于Ⅱ类还是Ⅲ类，都要让孩子维持良好的口腔机能状态，并进行跟踪观察。

·病例·

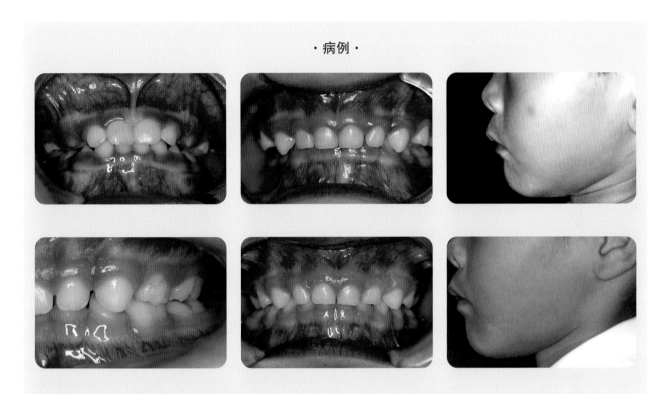

这是一个4岁8个月的孩子。由于其上颌骨宽大，乳磨牙呈锁𬌗状态，下颌过度收缩，从下嘴唇到喉咙都出现了不自然的紧张状况。因此利用螺旋扩弓装置的反向作用，内收上牙弓及右侧上颌磨牙进行上颌矫治，下颌的矫治同样使用扩弓装置扩大下弓的方法进行。

手术后，乳磨牙的咬合情况稳定下来，嘴部也变自然了。为了使口腔达到Ⅰ类形态，有必要继续进行跟踪观察。

交叉咬合（偏殆）

　　交叉咬合的问题有必要尽早采取措施进行改善，否则很容易形成下颌位置偏移和单侧咀嚼的不良习惯，就算在上颌扩大过程中交叉咬合的情况消失了，单侧咀嚼的习惯还是会持续下去。这就很容易导致上下牙列中央线不一致、上下牙弓不对称。

· 病例 1 ·

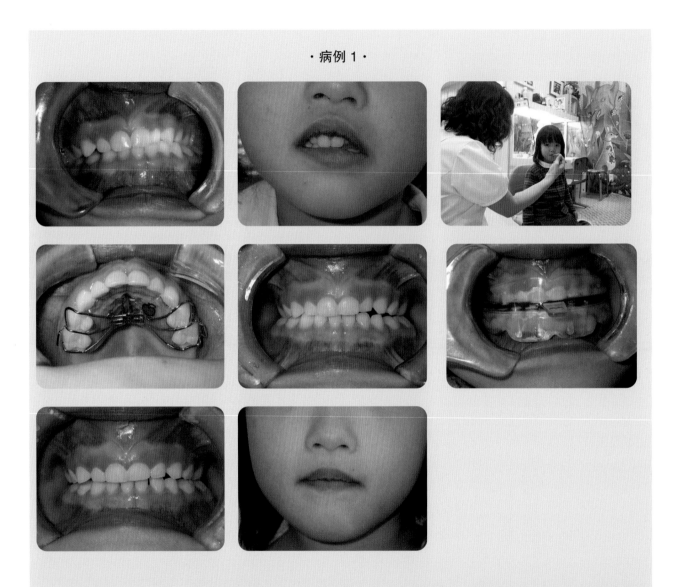

　　孩子 3 岁 10 个月时，其牙列左侧后牙反殆，下颌的中央向左侧偏移。上嘴唇也较为松弛，咀嚼力量看起来也很弱。进行 MFT 治疗的同时，也对牙弓形态进行矫正，使用扩弓装置扩大上颌，之后再使用肌功能训练器。这样锻炼后，咬合状态稳定下来了，嘴部形态也变好一些，但接下来还需要以咀嚼力为中心进行口腔机功能训练。

·病例2·

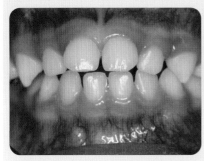

·2岁11个月，ED反殆·

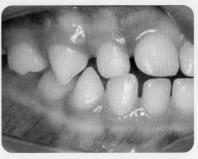

·下颌向左偏移·

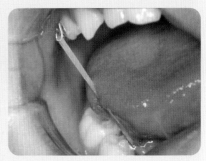

·上下颌间使用橡胶进行MTM治疗·

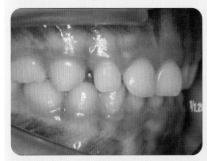

·1年1个月之后·

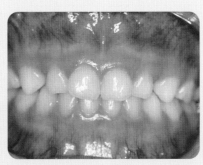

·牙列的正中央变得一致·

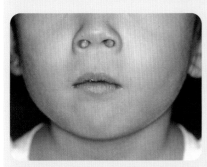

·由于只用左边进行咀嚼，嘴巴、脸有一些不对称·

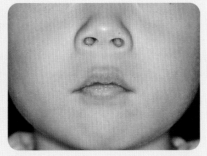

·嘴巴对称了·

　　2岁11个月时乳牙咬合和咀嚼应该已经稳定下来了，但是孩子因牙列右侧存在锁殆问题，习惯用左边牙齿来咀嚼食物，下颌骨的位置因此逐渐向左偏移。再这样下去，两边脸会变得不对称，咬合也会变得不稳定。

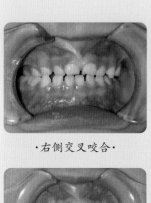

·右侧交叉咬合·

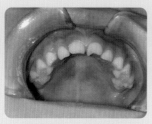

·上腭呈○形,略深陷·

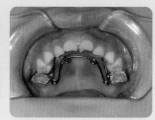

·用四角簧扩开上颌·

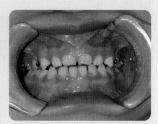

·固定位置(使用矫正装置)·

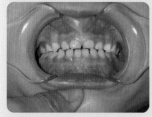

·固定位置·

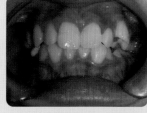

·恒牙向前突出·

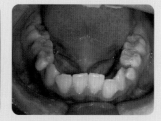

·舌系带短小·

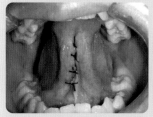

·切除舌系带·

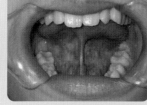

·进行抬舌练习·

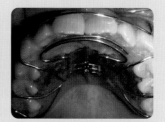

·扩大上颌·

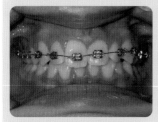

·矫正(平、直)·

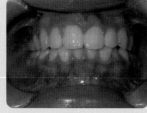

·牙列正面稳定,没有偏位·

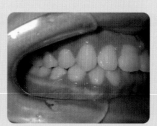

·右侧观·

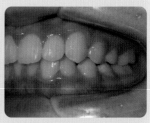

·左侧观·

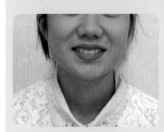

·矫正后的正面观·

　　3岁4个月时幼儿右侧后牙有反𬌗的情况。为了使下颌位置不向右偏移,使用四角簧扩开上颌,使下颌的位置稳定下来。上腭呈○形,略微深陷。在这种情况下,推测孩子的口腔机能要比△形或Ⅴ形的要好,但是由于孩子舌系带较短,因此判断其舌头向腭部上顶的力量较弱。通过抬舌练习、切除舌系带,舌头也能充分向上抬起,能够很好地进行吞咽。

　　切牙部位有轻微的牙列不齐,为稳定上下4颗切牙和4颗第一磨牙的咬合情况,在上下颌都使用了扩弓装置,并用固定矫治器进行了牙齿排齐。如今,下颌位置正常,牙齿咬合正常。

下颌骨位置异常

　　要经常检查乳牙排列情况和下颌的位置。经常咀嚼的孩子，牙齿咬合的位置关系也较为稳定。不进行咀嚼或是无法咀嚼、咀嚼力较弱的孩子的下颌位置会不稳定。应该设法让孩子保持自己原有的正常的下颌位置。

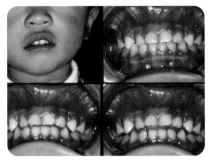

·进行咀嚼的部位·

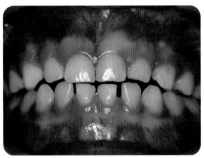

·下颌位置和牙齿咬合的位置不一致·

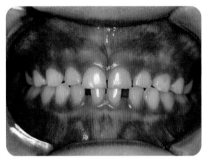

·让孩子练习用正确下颌位来咀嚼，让孩子的咬合稳定下来·

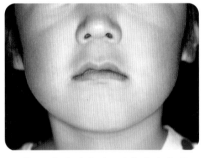

·5岁11个月的女孩，下半边脸出现不对称·

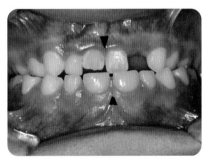

·正中偏斜·

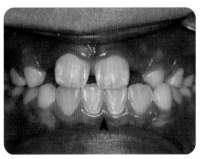

·1年后下颌位置更加向左偏移，左尖牙出现反𬌗的情况·

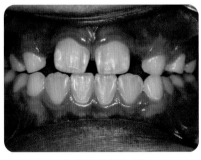

·正确的下颌位置·

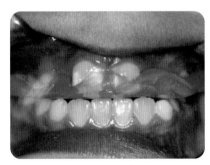

·咬住硅胶·

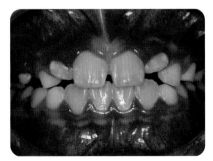

·让孩子在这个位置进行正确的咀嚼·

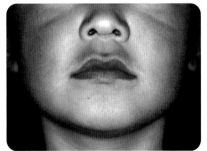

·恢复正确的咀嚼，嘴角恢复左右对称。等待侧切牙萌出·

恒牙列期应对措施

牙齿更替时期的又一次机会

如何让孩子拥有口腔机能健全的乳牙呢？首先，在 1 岁左右的乳前牙时期，乳切牙 B～B 长出，此时通过良好的抬舌、舌头用力推压上腭等动作锻炼，促进上腭前部发育。然后，在乳磨牙长出时平衡好左右牙齿咀嚼的节奏。这样可确保乳切牙和乳磨牙的稳定咬合和良好的咀嚼机能，就能长成机能健全的乳牙。

另一方面，恒牙的建𬌗过程中，恒牙刚刚萌出的时期也尤为重要，这同乳牙时期如何获得良好的咀嚼机能和稳定咬合是一个道理。在此阶段，我们希望让孩子得到良好的唇舌机能锻炼，通过整齐的切牙排列和颌骨重塑，力图确保第一磨牙的正确位置而稳定牙齿的咬合。

笔者认为，从乳牙到恒牙的更替也可以说是"重塑机能和形态"的又一次机会。假如孩子的乳牙蛀牙很多、溃烂不堪，我们可以安慰监护人说"不要担心，之后孩子还能长出漂亮的成年人的牙齿的，还有一次机会，要加油"！

关于口腔机能的问题，也有又一次机会吗？是的。假如孩子有口腔机能不健全的问题，在乳牙与恒牙更替时期，他也能再一次获得在婴幼儿时期本应获得的正常的口腔机能。这一时期，加强功能训练，改善口腔机能，稳定上下 4 颗切牙的排列和磨牙的咬合，对于一生的口腔健康都极为重要。

咬合不齐多数为牙列拥挤所致

咬合不齐多数情况下是牙列拥挤造成的。在平成二十三年（2011 年）的牙科疾病实况调查中，日本国内 12 岁到 20 岁之间有牙列拥挤问题的人数比例上升到了 43.1%。另外，牛村节世先生在名古屋小学进行的关于牙齿排列的调查中指出，在一年级到六年级的 546 名学生中，有错𬌗问题的儿童占 55.4%，其中 37.3% 为牙列拥挤、23.5% 为反𬌗、17.0% 为深覆𬌗、13.4% 为上颌突出、7.7% 为开𬌗、1.1% 为交叉咬合（单侧反𬌗）。

那么，牙列拥挤会出现在哪个部位呢？虽说会出现在磨牙部位，但是基本上都出现于 3～3 的前牙部位。恒牙牙胚在前牙期时就已经存在于颌骨中了。颌骨发育不良，颌骨前部的尖牙比就会变小，上腭形态也会变成 △ 形或 V 形，从而导致上下 4 颗切牙的排列变糟糕。

为使上下 4 颗切牙能够排列整齐，让颌骨前部得到良好的发育，形成尖牙比较大的 ○ 形上腭，应纠正上下 4 颗切牙的排列，从而创造良好的上腭形态。

至此为止，笔者从"上腭形态"这一平面角度展示了多个病例，但是错𬌗的诊断并不是这么简单，立体的思考模式以及结合孩子习惯的诊断是十分必要的。为此，学习矫正技术，提高诊断能力也变得尤为重要。儿牙医生若是觉得处理有困难，应该和专业的正畸医生商量，并把患者推荐给他们。

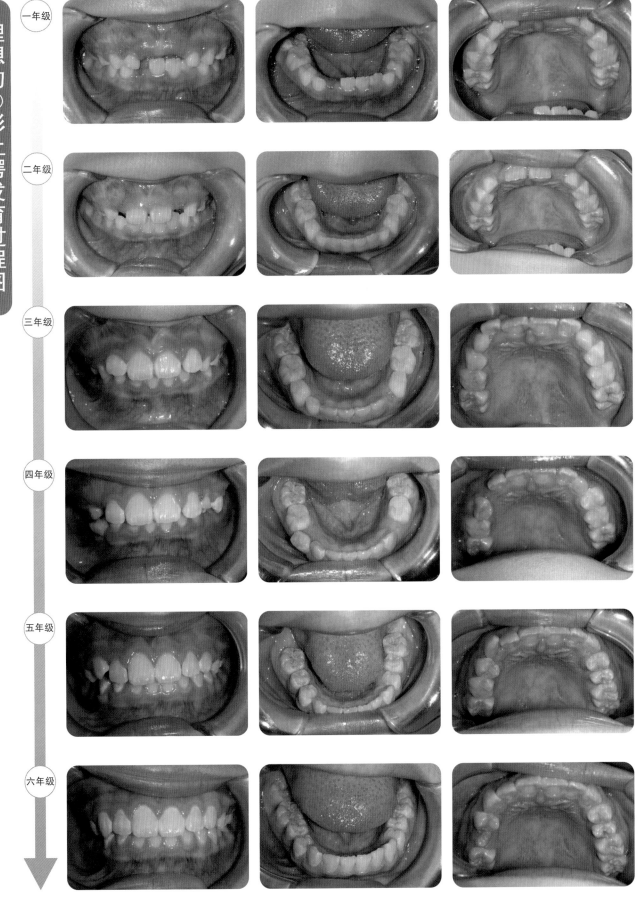

理想的○形上腭发育过程图

一年级

二年级

三年级

四年级

五年级

六年级

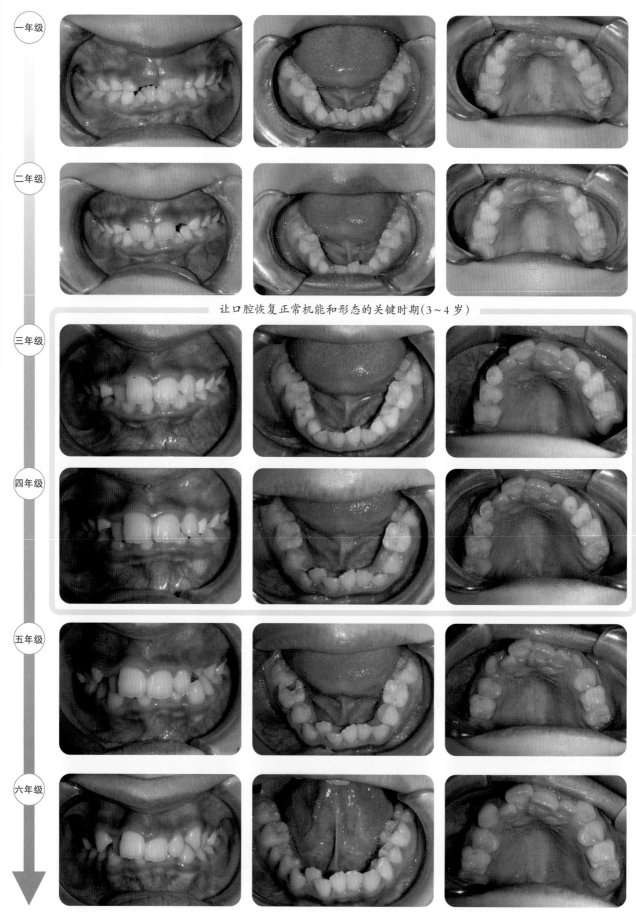

· △形上腭将来变为错𬌗的可能性很高 ·

让口腔恢复正常机能和形态的关键时期(3～4岁)

轻度让人担忧的△形上腭发育过程图

一年级
二年级
三年级
四年级
五年级
六年级

恒牙错殆的预测

○形上腭

　　○形上腭基本上牙齿都能有很好的排列情况。但是，有多生牙或乳牙遗留，切牙也会有排列不齐的情况。在这种情况下，要尽早矫正排齐上下4颗切牙，等待侧切牙萌出。

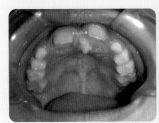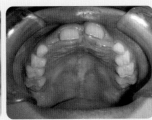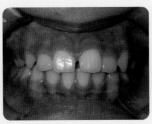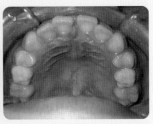

·⌞1舌侧有多生牙，要将多生牙拔掉。上腭为○形，因而只需追踪观察·

· 病例 1 ·

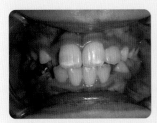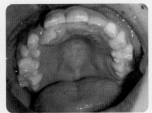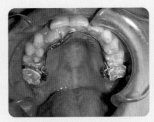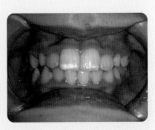

·⌞2舌侧萌出·　　·上腭呈○形·　　·在舌侧安装舌簧装置，将牙齿向外顶出·　　·使上下4颗切牙的排列和咬合稳定下来·

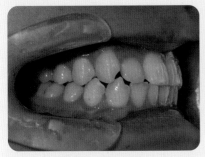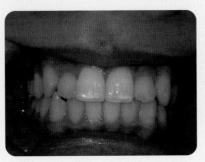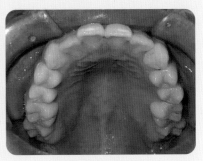

·等待侧边牙齿的萌出·　　·牙齿排列变得整齐好看，口腔机能也变得良好·　　·上腭呈好看的○形·

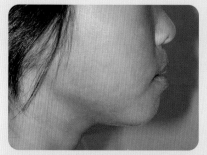

·7岁9个月,牙齿反𬌗·

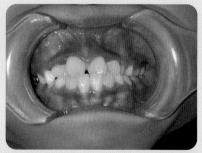

·正面观·

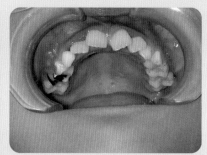

·上腭呈〇形·

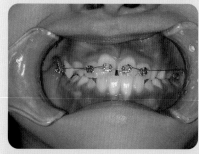

·牙齿矫正·

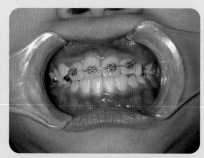

·稳固前牙位置·

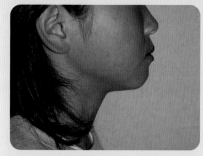

·侧貌·

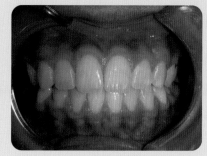

·5年后正面观·

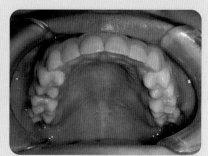

·上颌的牙齿排列·

女孩7岁9个月时初诊:相对于上颌来说,其下颌有轻微的过度生长;上腭呈〇形,没有机能方面的问题。使用腭弓("2×4"技术)进行矫治,让上颌前牙向前生长。嘴唇形态也很漂亮,机能也很好。上下4颗切牙的排列和咬合状态稳定了,保持这个状态等待侧切牙萌出。

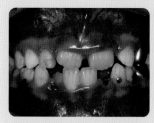

7岁8个月,1|1反𬌗

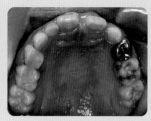

上腭呈〇形

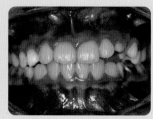

上下4颗切牙的排列和
咬合较稳定

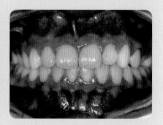

4年4个月以后

女孩7岁8个月时,上腭呈〇形,牙齿之间有生长间隙。活动矫治器推上切牙向前,矫治反𬌗,纠正了上下4颗切牙的排列后,等待侧切牙萌出。12岁时,恒牙变得漂亮整齐。

· 病例 4 ·

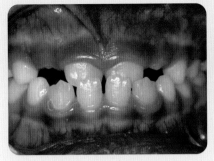

·8 岁 5 个月，1|1 反𬌗·

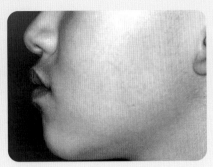

·若放任不管，可能会变成骨性反𬌗·

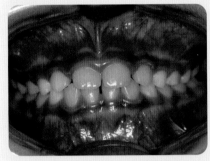

·上下 4 颗切牙的排列情况·

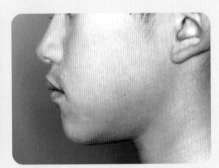

·侧貌·

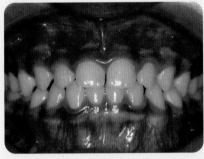

·5 年后正面观·

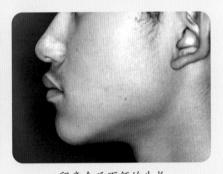

·留意今后下颌的生长·

　　男孩 8 岁 5 个月时，1|1 反𬌗，若放任不管有可能会变成骨性反𬌗。于是对孩子切牙的反𬌗问题进行了矫治，并指导孩子认真地用后牙进行咀嚼。孩子唇舌的机能良好，到 13 岁时咬合稳定，但是男孩子发育未完成，所以有必要继续对其进行观察。

　　牙齿反𬌗或牙齿深覆𬌗，并不受上腭形态的影响，因而对所需矫正进行的诊断和分析是十分重要的。我们描述上腭形态时，也不过是从平面上进行区分，这一点大家要理解。

○形、△形上腭且牙齿较小

○形、△形上腭，在牙齿较小的情况下，牙齿的排列不会太糟糕。

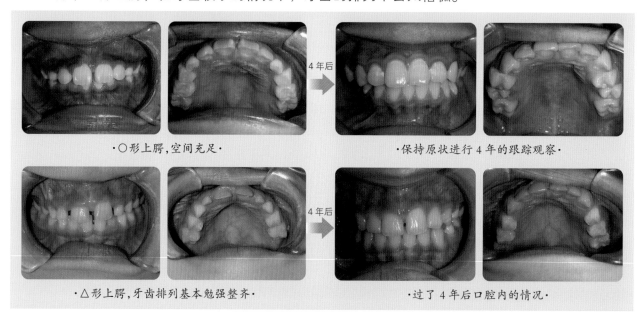

·○形上腭，空间充足·　　　4年后　　　·保持原状进行4年的跟踪观察·

·△形上腭，牙齿排列基本勉强整齐·　　　4年后　　　·过了4年后口腔内的情况·

·病例1（牙齿之间有间隙）·

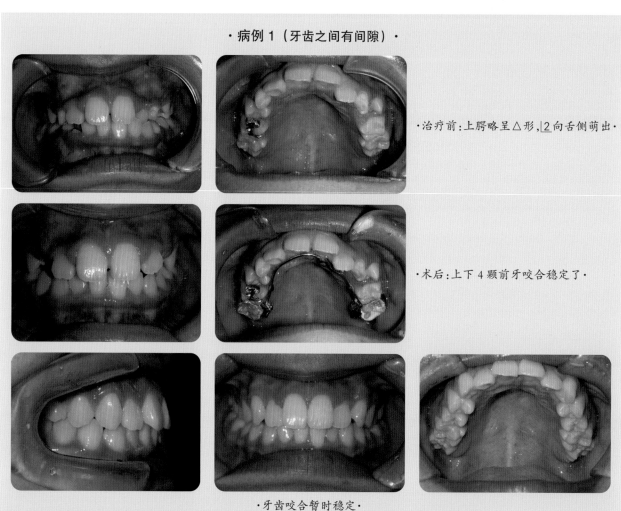

·治疗前：上腭略呈△形，2向舌侧萌出·

·术后：上下4颗前牙咬合稳定了·

·牙齿咬合暂时稳定·

上腭略微偏向△形、○形，牙齿之间也有间隙，就算不进行扩弓矫正，只安装腭弓，牙齿的稳定状况也能得到改善。

·病例2·

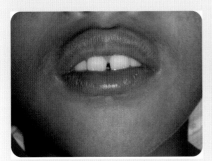

·可以看见唇黏膜·

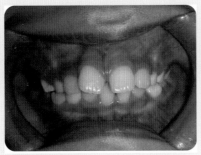

·1|1牙齿向唇侧突出·

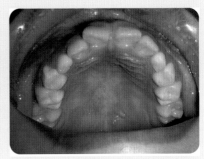

·上腭略微呈△形·

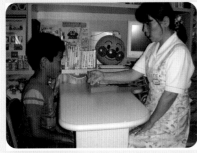

·用纽扣法训练嘴唇·

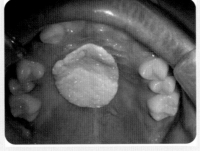

·用口香糖确认吞咽方式·

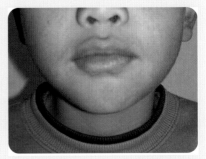

·嘴唇状况有些许改善·

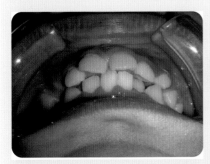

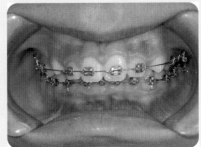

·对上下牙齿进行矫正·

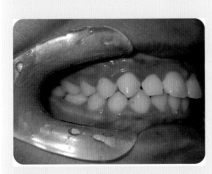

·11岁9个月·

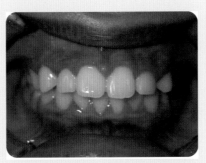

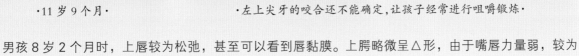

·左上尖牙的咬合还不能确定,让孩子经常进行咀嚼锻炼·

　　男孩8岁2个月时,上唇较为松弛,甚至可以看到唇黏膜。上腭略微呈△形,由于嘴唇力量弱,较为松弛,1|1牙齿向唇侧突出。如果这个孩子的嘴唇力量足够,能很好地进行咀嚼,那么他也就能够拥有良好的牙齿排列和咬合状态。

　　指导其通过MFT治疗进行嘴唇训练和正确进食方式的练习。他在家中积极配合锻炼,嘴巴能很好地闭上了。恒牙萌出基本完成,整体上仅用矫正器就能让牙齿获得良好的咬合状态。

○形、△形上腭且牙齿较大

在牙齿较大的情况下，就算上腭呈△形或是○形，也有可能出现牙列拥挤的情况，必须要加以注意。

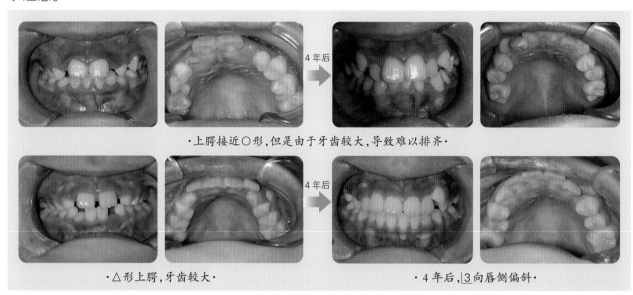

· 上腭接近○形，但是由于牙齿较大，导致难以排齐 ·

· △形上腭，牙齿较大 ·   · 4 年后，3| 向唇侧偏斜 ·

· 病例 1 ·

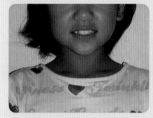

· 7 岁 10 个月，△形上腭 ·

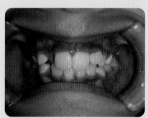

· 2| 靠舌侧，形成个别牙反𬌗，
6| 位置不对 ·

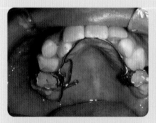

· 先对 6| 的错位进行治疗 ·

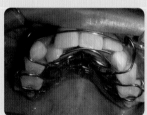

· 扩弓装置 ·

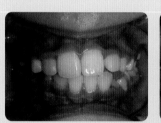

· 上下 4 颗切牙的排齐和咬合较稳定 ·

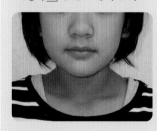

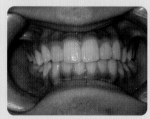

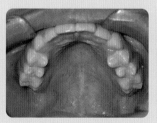

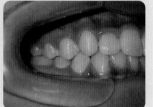

· 9 岁 7 个月，嘴唇形态变得好看，咬合状态也稳定 ·

女孩 7 岁 10 个月时，上腭呈△形。若把 2| 向外推，有可能导致纠正的牙齿复发或是尖牙向唇侧偏移。因为 6| 位置不正确，首先要让第一磨牙的咬合稳定。用扩弓装置将颌骨扩开，使 4 颗切牙的排列和咬合稳定。继续使用扩弓装置来稳固矫正效果，等待侧切牙萌出。孩子依靠自己的咀嚼力量形成了良好的咬合。

·病例 2·

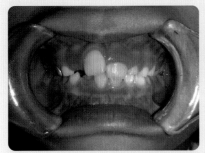

·△形上腭·

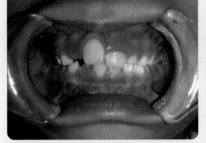

·1|向唇侧倾斜·

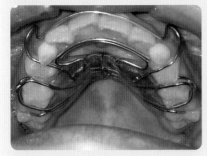

·扩弓·

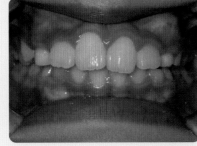

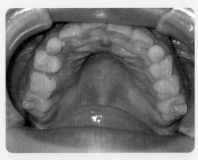

·上下 4 颗切牙的排列和咬合情况·

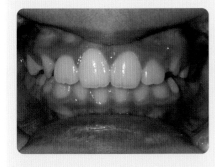

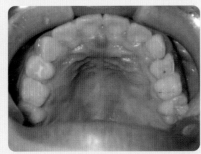

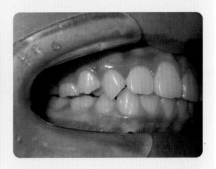

·等待侧切牙萌出·

　　女孩 7 岁 6 个月时，上腭呈△形，1|向唇侧倾斜；上腭前部较为狭窄，牙齿也较大。医生指导她进行"ɑ、i、u、be 口腔操"练习并指导其正确咀嚼。待侧切牙萌出，对上腭进行扩弓，使上下 4 颗切牙排齐和咬合稳定。尖牙的生长空间略微不够，将来可能要片切乳磨牙。孩子能依靠自己的咀嚼力量，顺利地形成良好的咬合。

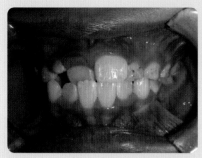

·⎿1出现个别牙反𬌗·

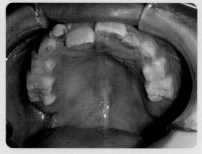

·上腭呈△形,牙齿较大·

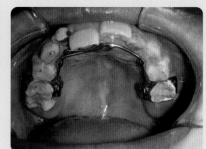

·先在舌侧安装腭弓·

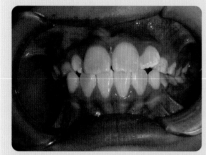

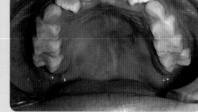

·切牙的排列和咬合不稳定·

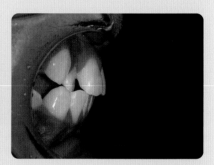

·下颌切牙向嘴唇一侧倾斜·

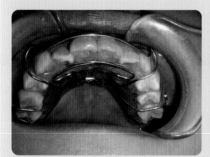

·安装扩弓矫正器·

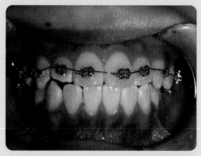

·上颌固定矫正·

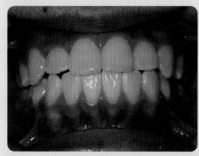

·牙齿排列正面·

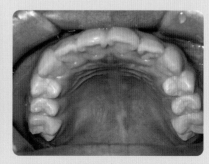

·上腭变成〇形·

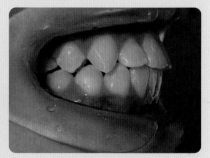

·侧面咬合稳定·

　　男孩 6 岁 9 个月时,牙齿比较大,上腭呈△形,引发了切牙的排列不齐,下颌切牙的牙轴向前倾斜。医生首先对孩子⎿1的不良状况进行改善,稳定下颌位置,等待侧切牙萌出;通过扩弓和矫正使上颌的牙齿排齐。每次复诊都进行 MFT 治疗和嘱咐孩子"要好好咀嚼"。孩子上腭形态也逐渐变漂亮,咬合情况也稳定了。

△形上腭伴牙齿近中旋转或排列异常等

　　△形上腭伴中切牙扭转、排列异常、牙齿较大时，错𬌗的概率也会较大，有必要尽早矫正。使 $\frac{2 \mid 2}{2 \mid 2}$ 整齐排列，等待侧切牙萌出。

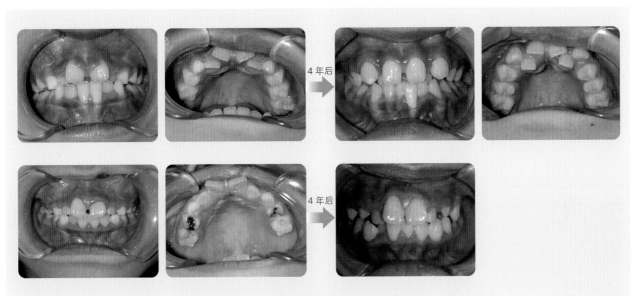

　　两个案例都有 1|1 近中旋转的情况，在恒牙列期大概率会出现错𬌗，因而必须尽早实施矫正。收集矫正所需的资料，进行诊断并确立治疗方针。这类问题是值得关注的。

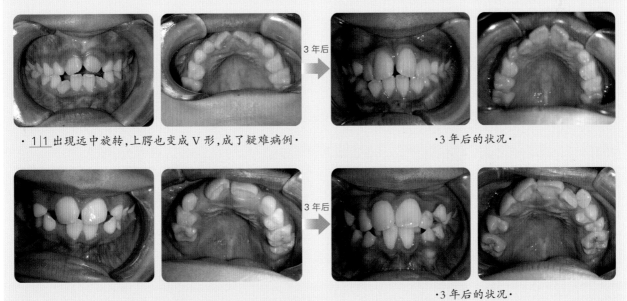

· 1|1 出现远中旋转,上腭也变成 V 形,成了疑难病例·　　　　·3 年后的状况·

· 1|1 牙齿过大导致难以完全排齐, 2|2 的萌出空间不足,将来可能需要通过拔牙来进行矫正·　　　　·3 年后的状况·

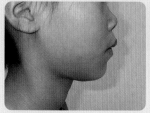
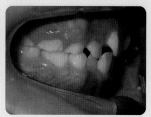
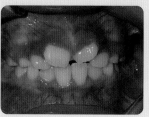

·7 岁 6 个月女孩· ·近中旋转· ·△形上腭·

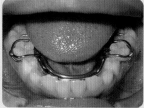

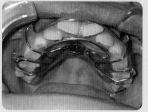
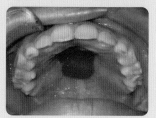

·安装扩弓装置· ·涂上假牙垫底材料进行吞咽练习·

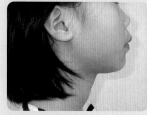
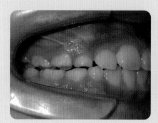
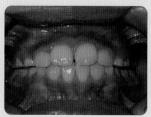
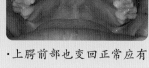

·8 岁 3 个月侧貌· ·上下 4 颗切牙的状况稳定,等待侧切牙萌出· ·上腭前部也变回正常应有的宽度·

这是一个上腭前部发育不良、中切牙出现近中旋转、牙齿较大的病例。孩子存在口腔机能不健全,出现弄舌、不能很好地吞咽、不能充分抬舌,上颌骨位置后缩,下颌切牙被上颌切牙压迫而向舌侧略倾斜等问题。

通过扩大上颌骨前部使上下 4 颗切牙排齐和咬合稳定,等待侧切牙萌出。扩弓的程度是要能保证切牙的排齐有足够的空间。

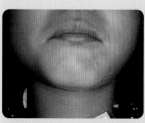
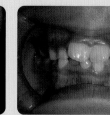
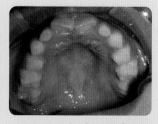

·嘴唇总让人感觉有些紧张· ·△形上腭,1|1 出现近中旋转·

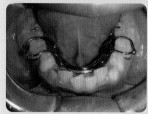
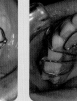
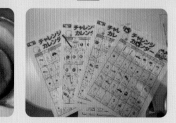

·安装扩弓装置· ·努力进行 MFT 治疗·

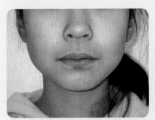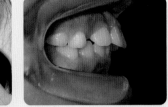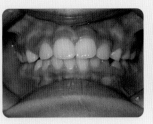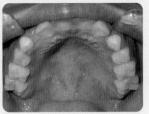

·唇部变松弛· ·上下4颗切牙稳定· ·等待侧切牙萌出·

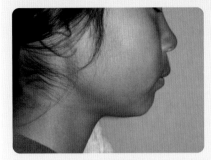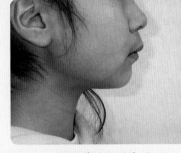

·术前嘴唇紧张· ·术后嘴唇变得自然了·

　　女孩8岁11个月时，嘴唇总让人感觉有些紧张。她是一个很配合的老实孩子，有用手抓食的习惯，MFT治疗能顺畅、愉快地进行。笔者建议她在家中一边聊天一边愉快地进食，在矫正前让她进行了抬舌的训练和吞咽的练习，孩子在家也积极地进行练习。对这个病例来说，靠向侧面磨牙区的扩弓无法给切牙的排齐创造充足的空间，为了切牙的排齐，对上腭前部也进行了扩弓，同时还要考虑上腭和嘴唇的关系。嘴唇若能自然闭拢的话，也就很好了；嘴唇若是不能闭拢的话，则可能需要拔牙矫正。

△形上腭伴下颌 $\overline{2|2}$ 牙列拥挤

　　△形上腭，出现 $\overline{2|2}$ 牙列拥挤的话，有必要尽早采取矫正措施。采取措施不及时的话，可能会导致严重的问题。

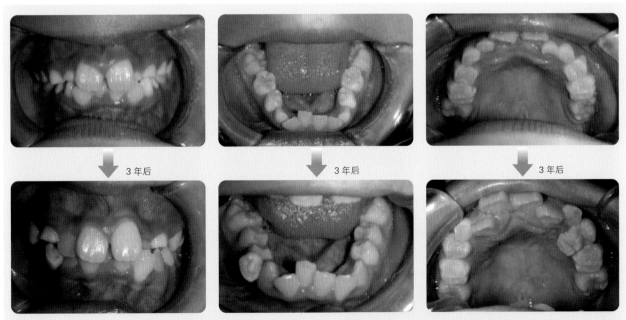

·上腭呈△形，$1|1$ 略微向唇侧倾斜，$\overline{2|2}$ 有牙列拥挤的状况。左右乳磨牙之间的距离也存在问题，恒牙萌出的时候，可能会有严重的牙列不齐的问题。建议进行矫正·

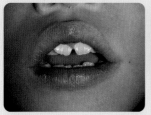
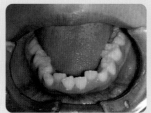
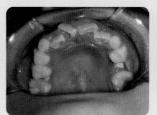
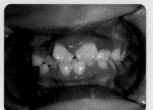

·7 岁 8 个月·

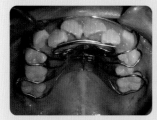
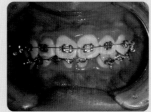

·安装扩弓装置·　　　　·安装矫治器·

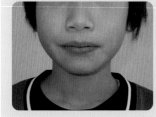
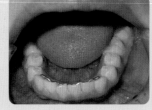
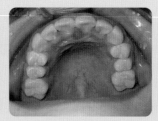
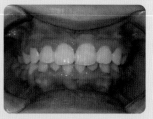

·嘴部·　　　　·下颌·　　　　·上颌·　　　　·正面观·

　　初诊是在孩子 7 岁 8 个月时，孩子来治疗龋齿，同时接受正畸初诊。孩子当时并没有提出矫正牙齿的要求，但是孩子的上腭呈△形，嘴唇也很松弛，有口腔机能不健全的问题。虽然推荐她进行 MFT 治疗，但是却一直没有进行，直到 3 年后才因为想要进行矫正治疗而再次来到医院。此时，尖牙、第一前磨牙已经萌出。想要确保上下 4 颗切牙的排齐和咬合的稳定，等待侧切牙萌出，好像已经太晚了。孩子最终通过安装扩弓器、固定矫治器矫正为主，MFT 治疗为辅的手段进行了治疗。

·病例 2·

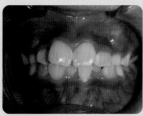
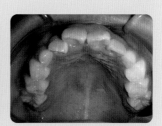

·下颌切牙排列拥挤·　　　　·△形上腭·

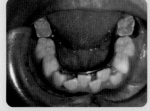
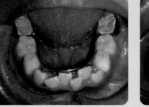
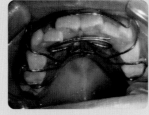

·安装舌弓装置【利用离位　　　　·安装扩弓装置·
隙（Leeway space）】·

· 病例 3 ·

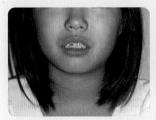

·嘴唇不能闭合·

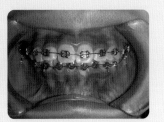

·上下 4 颗切牙的排列略差·

·固定矫治器·

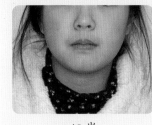

·10 岁·

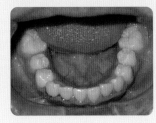

·下颌·

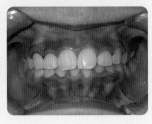

·正面观·

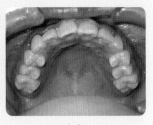

·上颌·

　　女孩 8 岁 3 个月时，上嘴唇松弛，上颌前突（呈富士山型），嘴唇自然敞开。医生让她有意识地注意正确的咀嚼方式，并让她进行嘴唇锻炼，但是孩子并不认真对待，矫治的进程也推进得很缓慢。最终通过矫治器排齐了牙列，咬合状态也稳定了，但是嘴唇的力量并没有得到增强，不确保以后不会再出问题。

· 病例 4 ·

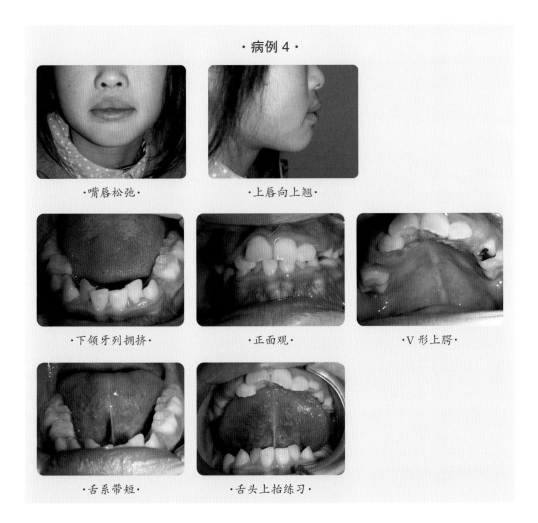

·嘴唇松弛·　　　　·上唇向上翘·

·下颌牙列拥挤·　　·正面观·　　·V 形上腭·

·舌系带短·　　　　·舌头上抬练习·

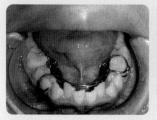
·下颌舌弓·

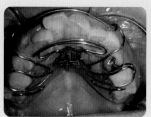
·上颌扩弓装置·

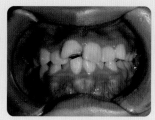
1|因撞伤而破损折断·

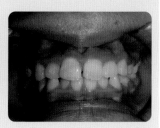
·修复后·

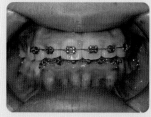
·上下 4 颗切牙的排列和咬合·

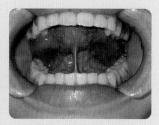
·舌头能很好地上抬·

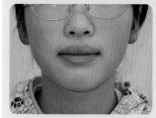
·嘴唇形态正常·

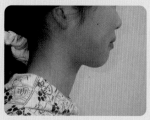
·侧貌·

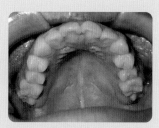
·上腭接近〇形·

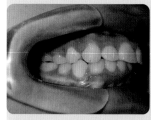
·右侧观·

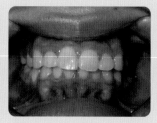
·正面观·

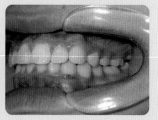
·左侧观·

　　女孩 10 岁时，舌系带较短，抬舌困难，嘴唇也较为松弛，她采取的是用水帮助吞咽的进食方式。向孩子的父亲说明了由于舌上抬力量不足致上腭变窄，并且告诉他这会对切牙的排列有影响。首先进行了 2 个月左右的 MFT 治疗，孩子也渐渐能上抬舌头，她母亲说她在家也能认真地进行练习。随后，开始矫正牙齿，对颌骨进行扩大，当切牙的排列得到一定程度的纠正后，对下颌牙列进行了整平。

　　治疗中途，牙齿由于撞伤而破损折断，幸运的是并没有影响到牙髓和牙根，所以只进行了牙冠的修复，便继续进行矫正。对上下 4 颗切牙进行排齐，完成了上下 4 颗切牙的排列，咬合状态也稳定了。当然嘴唇要是能够再闭合一点就更好了。为了防止矫正效果反弹，让孩子在以后的日子里注意使用正确的咀嚼方式进食。

○形上腭伴第一前磨牙偏大

即便上腭呈○形，尖牙也有可能因为第一前磨牙过大而向唇侧萌出。

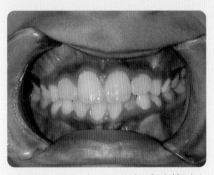
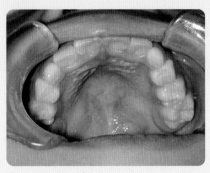

·上腭呈○形，上下4颗切牙的排列和咬合状态基本正常·

·○形上腭，$\frac{2|2}{2|2}$ 的状态也稳定，就按现状等待侧切牙更替·

4年后

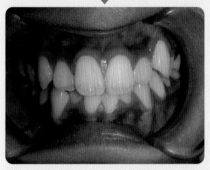
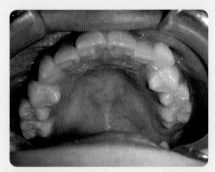

·要是萌出排列进行顺利的话就好，但是上颌的第一前磨牙过大，会使得尖牙无法排入。要注意第一前磨牙的大小·

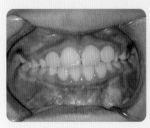
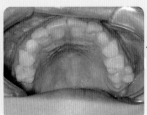
4年后
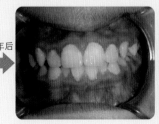
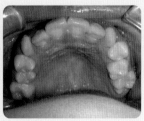

·$\frac{2|2}{2|2}$ 状况稳定，但是尖牙萌出的空间不足·

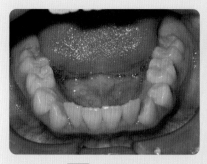

·3|3略微被挤出·

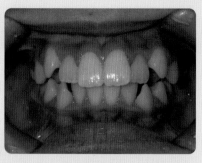

·所谓的双重牙·

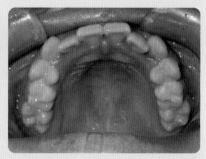

·第一前磨牙太大，3|3向唇侧斜着萌出·

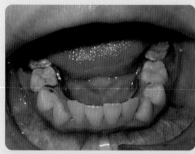

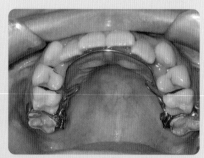

·利用离位隙对乳磨牙的接触面片切·

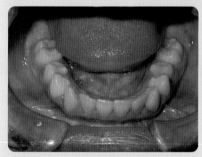

·下颌·

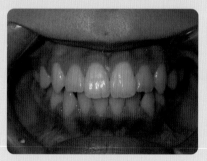

·正面观·

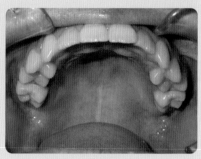

·上颌·

　　上下4颗切牙的排列和咬合状态稳定后，等待侧切牙萌出，但是第一前磨牙过大，导致尖牙唇侧萌出，向舌侧压迫着侧切牙。下颌呈○形，可以利用离位隙（Leeway space）进行矫正。

离位隙的利用

下颌的离位隙空间过大，也可能导致下颌切牙的牙列拥挤。只要能使第一磨牙不向近中倾斜，有很多方法可以用。

· 病例 1 ·

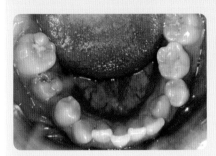 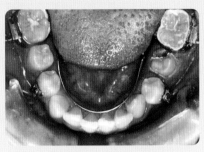 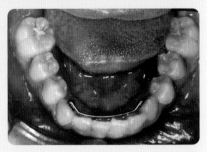

·下颌切牙牙列拥挤· ·对第一磨牙进行固定，使第一前磨牙向远中移动，从而确保切牙萌出空间· ·牙齿排齐·

· 病例 2 ·

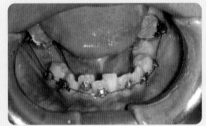 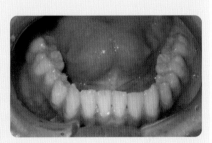

·下颌切牙牙列拥挤· ·对第一磨牙进行固定矫正· ·术后·

侧切牙萌出位置与下颌位置的关系

侧切牙萌出位置和下颌位置之间的关系也很重要。

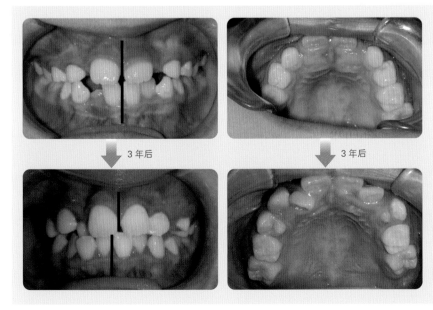

3年后

3年后

上腭略微呈△形，侧切牙的萌出空间不足，上下牙中线不一致。侧切牙略微从舌侧萌出。右侧牙出现反𬌗，使下颌位置偏移，中线向右偏移。

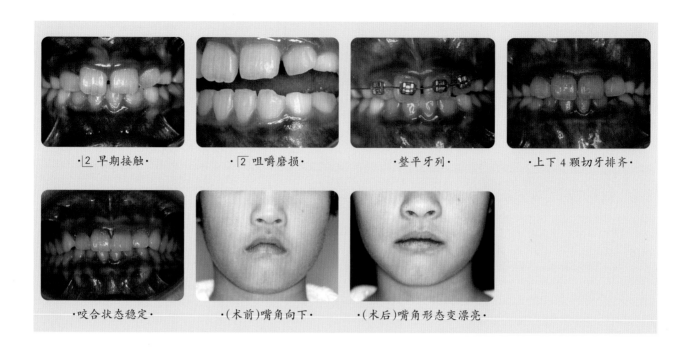

·⎿2 早期接触·　　　·⎾2 咀嚼磨损·　　　·整平牙列·　　　·上下 4 颗切牙排齐·

·咬合状态稳定·　　　·(术前)嘴角向下·　　　·(术后)嘴角形态变漂亮·

V 形上腭伴龋齿广泛

上腭呈 V 形并且出现多处龋齿时，最终肯定会发生错𬌗。

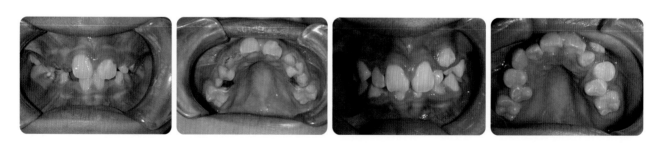

龋齿广泛的孩子从婴幼儿时期开始就没有养成良好的进食习惯，多数伴有口腔机能不健全的问题。为此，当上腭呈 V 形时，很容易出现咬合不好的问题。

V 形上腭伴开殆、弄舌

有必要注意侧切牙萌出的位置和下颌位置之间的关系。

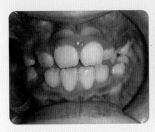 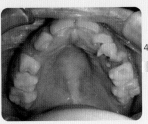

4 年后 ➡

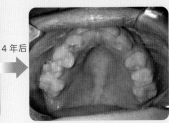 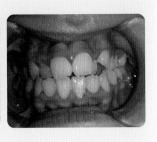

　　孩子有弄舌的情况，咬合状态也不稳定。上腭呈 V 形，且进入替牙期，因此必须对 V 形上腭的口腔机能不健全问题进行耐心的指导，同时必须对口腔的形态进行调整。但该孩子就算调整了上下牙列，若咬合状态不稳定，愈后也并不乐观。

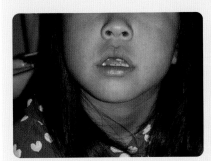

·6 岁 7 个月·

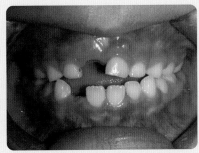

·V 形上腭·

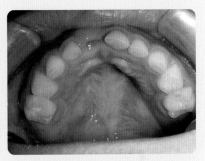

·嘴巴自然敞开，开殆、弄舌·

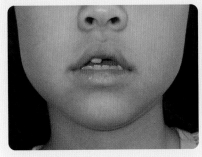

·7 岁 11 个月，嘴巴自然敞开·

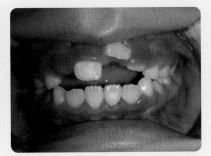

·替牙期·

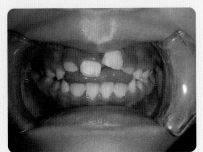

·弄舌·

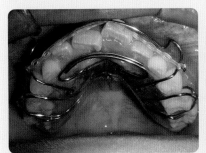

·安装扩弓装置、橡皮链·

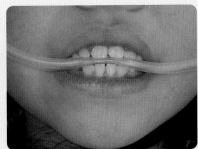

·咬住管子·

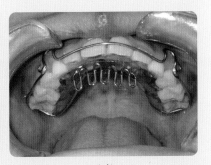

·舌挡·

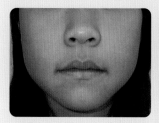 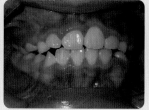 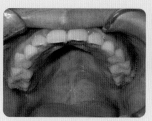 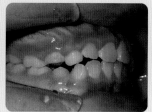

·嘴形变好·   ·上下4颗门牙的排列和咬合·   ·上腭从V形变为了△形·   ·等待侧切牙萌出·

女孩6岁10个月初诊时，嘴唇呈自然敞开状态，有口腔机能不健全的问题，此时未作处理。因为希望进行龋齿治疗，于是第二次来医院就诊，此次告诉她要注意闭拢嘴巴，让舌头触碰上腭中点。1年后，由于切牙出现了异常状况，她再次来到医院就诊。得到了孩子及家长的理解和认可后，开始对孩子进行口腔机能训练和牙齿矫正。

此时的嘴唇形态和牙齿排列还是和乳牙时期如出一辙。口腔机能不健全的问题没有得到改善，恒牙就在这样的状态下萌出。告知患者家属孩子的上腭呈V形，有弄舌、开𬌗的情况，口腔机能和形态的调整可能会很困难，需要长期的治疗，此后也可能会复发。最重要的是让孩子本人了解到必须要配合医生并努力练习。矫正前4个月开始进行MFT治疗，用扩弓装置和橡皮链对切牙进行排齐。指导孩子用前牙咀嚼，锻炼口周肌群及咀嚼肌。让孩子尽量不做下颌左右偏摆的动作。若还有弄舌的状况，就要戴舌挡，以稳定孩子原有的上下4颗切牙的排列和咬合，一边观察，一边等待侧切牙萌出。

错𬌗复发

由于△形上腭伴侧切牙反𬌗，即使在舌侧安装了舌弓装置，尖牙萌出时还是会有复发的情况。

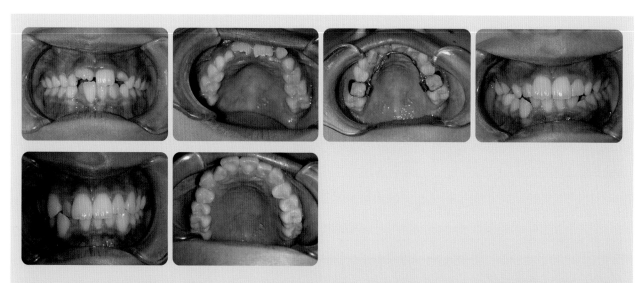

△形上腭出现错𬌗的概率很高。由于右侧切牙有反𬌗，安装了腭弓装置进行简单的矫正。情况虽有改善，但是由于侧切牙的萌出，矫正的效果又有所退化。

在对△形上腭进行矫正时，不要只顾当前的问题，应该考虑到将来可能出现的咬合问题，在此基础上确立治疗方针。

促进第一磨牙咬合的稳定性

第二乳磨牙的缺损导致了第一磨牙近中倾斜移动，上下第一磨牙之间的咬合变得不稳定，影响到咬合垂直距离和下颌的位置等。虽然安装了间隙维持器，但是到第二前磨牙萌出之前都必须进行长期管理，这很不容易。此时应该尽量保留第二乳磨牙，而避免拔牙。

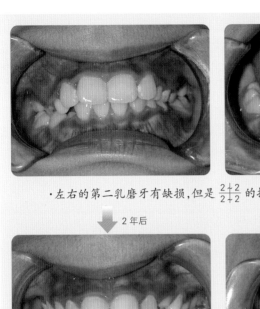
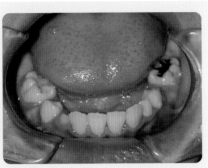

·左右的第二乳磨牙有缺损，但是 $\frac{2|2}{2|2}$ 的排列、牙齿中线状况良好·

2年后

2年后

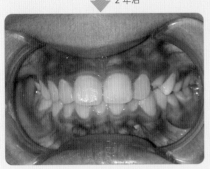
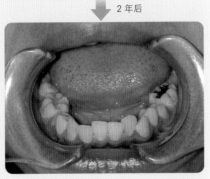

·牙齿中线偏斜，$\overline{3|}$ 近中倾斜突出，$\overline{|2}$ 舌侧错位·

·病例1·

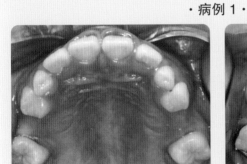
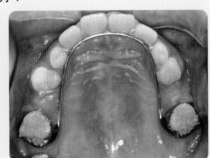

·左右第二乳磨牙缺损·

3年后

·间隙维持·

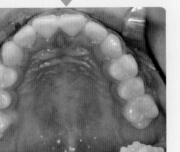

·侧切牙排列整齐·

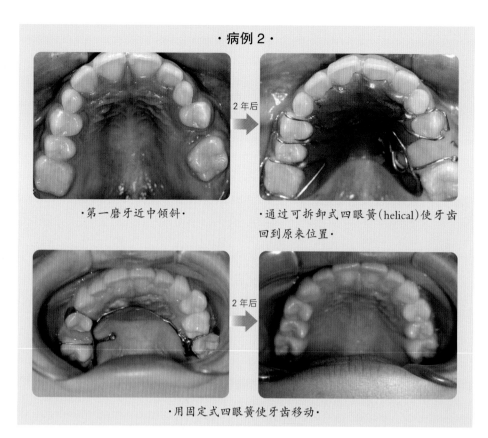

·第一磨牙近中倾斜·

·通过可拆卸式四眼簧（helical）使牙齿回到原来位置·

2 年后

·用固定式四眼簧使牙齿移动·

　　第二乳磨牙若是缺损，很容易引起第一磨牙近中移动。第一磨牙的咬合不稳定不仅会影响到牙齿的排列，还会影响到下颌的位置。病例 1 中，第一磨牙没有出现近中倾斜，所以只安装了舌弓装置来固定牙齿。病例 2 中，第一磨牙有近中倾斜的情况，需要进行矫正使牙齿回到原来位置。因此，长时间的间隙维持措施都是必要的。

　　在"60""1200"中，第二乳磨牙是非常重要的牙齿。

· 病例 3 ·

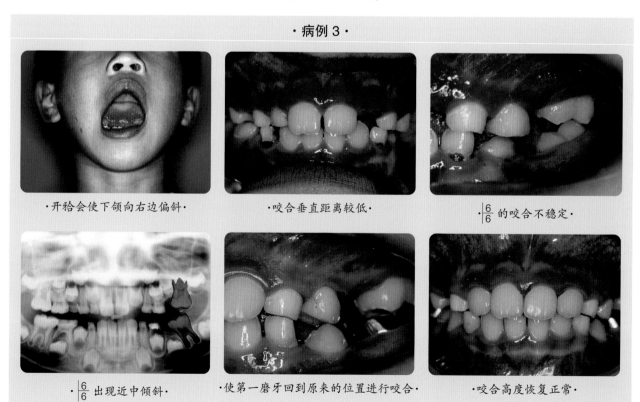

·开𬌗会使下颌向右边偏斜·

·咬合垂直距离较低·

·$\frac{6}{6}$ 的咬合不稳定·

·$\frac{6}{6}$ 出现近中倾斜·

·使第一磨牙回到原来的位置进行咬合·

·咬合高度恢复正常·

·病例 4·

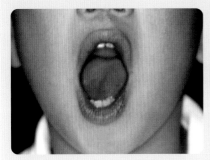

·8 岁 6 个月, 下颌向右偏斜·

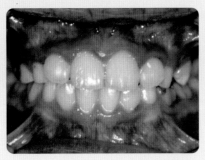

·中线向右偏移, 下颌切牙倾斜·

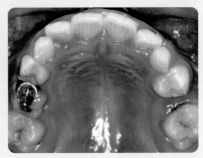

·左上第二乳磨牙缺损导致右侧牙齿咀嚼·

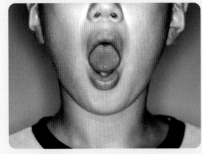

·正面开𬌗·

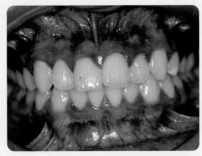

·上下中线位置一致·

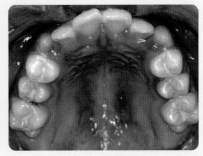

·⌊5 的排列·

　　在病例 3 和病例 4 中, 由于第二乳磨牙缺损, 第一磨牙出现近中倾斜。不仅第二前磨牙的萌出空间不足, 咬合机能中最重要的下颌位置出现偏移, 咬合垂直距离也出现变化。第一磨牙的咬合若是不稳定, 就算告诫孩子"正确地咀嚼""左右对称地咀嚼", 也是无效的。

·病例 5·

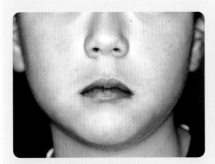

·两侧嘴角有些不对称·

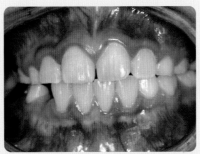

·怀疑下颌偏斜·

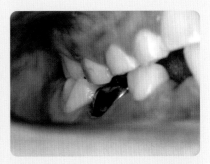

·右边第一磨牙的咬合状态不稳定·

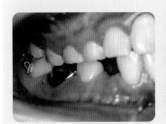

·用橡胶牵引装置矫治·

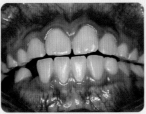

·矫正前的下颌位置·

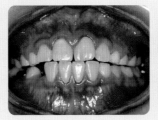

·矫正中的下颌位置·

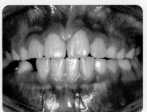

·矫正 2 个月后的下颌位置·

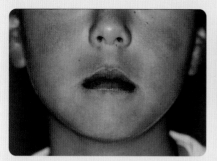

·嘴角变漂亮·

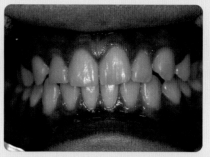

·牙齿上下中线一致，咬合稳定·

这是一个 9 岁 2 个月的孩子，其右侧第一磨牙的咬合状态不稳定。按理来说，孩子 7~8 岁时第一磨牙的咬合状态稳定、上下 4 颗切牙的排列和咬合状况稳定，才是比较理想的状态。

我们应该认识到，第一磨牙哪怕是出现微小的咬合错位，都会对相貌和咬合整体情况产生影响。在病例 5 中，我们先用颌间橡胶牵引进行矫正，之后让孩子用最能确保下颌状态稳定的中心位进行咀嚼。因为矫正之后不久，这个位置会和第一磨牙过早接触，所以其他牙齿无法进行咬合。不过实际上在这个位置上让所有牙齿咬合才是理想的。需要注意的是，不能让牙齿的尖窝关系发生错位。为此，让孩子经常进行咀嚼，养成正确的咀嚼方式、正确的吞咽方式是十分重要的。这样的话，孩子也能自然而然地达到第一磨牙咬合稳定的状态。

· 病例 6 ·

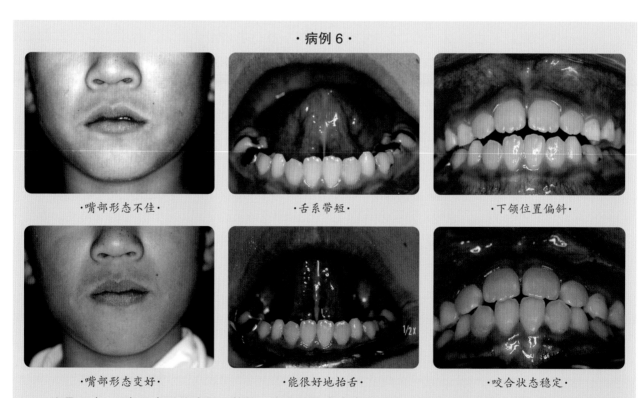

·嘴部形态不佳·　　　·舌系带短·　　　·下颌位置偏斜·

·嘴部形态变好·　　　·能很好地抬舌·　　　·咬合状态稳定·

这是一个 10 岁 7 个月的孩子。其第一磨牙的咬合未出现异常，但是舌系带短，导致孩子出现弄舌，下颌的位置也不稳定。若置之不理，第一磨牙就会在不稳定的颌位上形成咬合。我们将孩子的舌系带切除，指导孩子学会正确的吞咽方式。为了使孩子的下颌能稳定在正确的位置上，使用硅胶咀嚼材料让他进行正确咀嚼的锻炼。

良好的口腔机能，会给孩子创造良好的咬合状态。

后 记

2015 年 3 月，我获得了附带 DVD 的《Health Dentistry：从零岁开始"咀嚼"，促进健康发育》一书出版发行的机会。原本只是想通过我作为儿童牙科医生长年积累的经验，向大家传达"从幼儿时期开始咀嚼非常重要"的理念，幸运的是此书得到了诸多好评。

本次修订，我强调了"弱化"这一表述。"弱化"指的是"老年时期出现的虚弱"，也就是身体的衰弱。牙齿缺失、口腔机能不健全等都容易造成咀嚼能力下降，食物的摄入量和多样性减少，从而影响营养的摄取，使人的运动量减少，而这又与整个机体不断衰弱的循环链有着联系。

这样的衰弱，说是从口腔机能的弱化开始的也不为过。咀嚼的能力弱化了，就变得不能吃下很多东西，滑舌状况加剧，吃东西时更容易呛到，这些症状无论是谁都能轻松想到。但是，即使大家意识到口腔机能在逐渐弱化，但弱化的程度、口腔的形态有多糟糕等具体的问题，却少有人问及。

我作为儿童牙科医生，平日里会给孩子进行诊察治疗，但是基本上没有对成年人或是老年人进行过治疗。

但是，我通过参加同级校友河原英雄的全口义齿学术会，了解到即便是安装了全口义齿的老年人，用切牙进行咀嚼也是十分重要的。另外，通过在治疗现场问询和观察实际的咀嚼样态，我确信，老年人的口腔机能是从婴幼儿时期开始的口腔机能的延续，这两者是无法分割的。

"从零岁开始获得的咀嚼机能，是一生的口腔健康的基础。"

婴幼儿时期获得的良好的咀嚼方式、良好的吞咽方式、良好的姿势、用鼻子呼吸的习惯会一直持续到人的老年时期。若是有口腔机能不健全的问题，到了老年时期我们就容易出现噎呛的问题。

本次修订版论述了从婴幼儿时期开始的口腔机能发育和上腭形态形成、口腔检查项目、MFT 治疗指导等内容。书中还特别收录了口腔机能异常和不同上腭形态相关病例。书中仍有尚待明确的问题，其中，与咬合相关联的内容尤为复杂。"上腭就像一面能反映口腔机能的镜子"，我根据个人的临床实践经验，将上腭形态模拟地分类成○形、△形、V 形三个类型，对将来发生错𬌗的情况进行了预测。

可能有人会批评说这只不过是乡下的老临床医生的经验之谈。但我还是认为，错𬌗的影响因素是从出生后就开始的，关键点在于上腭前部的发育和口腔机能状况。

关于口腔机能弱化、婴幼儿上腭形态发育与老年人口腔形态的关系的内容，我都向埼玉县的岩崎贡士、福冈口腔机能弱化研究学会篠栗医院的铃木宏树、金隈医院的长天耕一郎、佐贺县的高森佑介和山口康介等年轻牙科医生进行了解释说明。

最后，我在此对给予我关于幼儿口腔机能方面建议的福冈医科大学尾崎正雄教授表示感谢。此外，儿童咬合研究学会的小佐佐晴夫关于错𬌗的认识、对策，同学会的石田房枝关于从胎儿时期、婴幼儿时期开始口腔机能维持的重要性进行的演讲，都让我学到了很多。以上滨正理事长为首的日本颌骨咬合学会的多位执行官也为我这部作品的出版提供了很多帮助。

再有，对于在百忙之中协助我整理资料的西口君子、本山千惠子、樱井令子，还有为我搜索文献和拷贝文件的福冈齿科儿童齿科熊谷美枝、制作图解的本山香织等人，我在此也表示衷心的感谢。

冈崎好秀教授是不能被遗忘的。13年前在京都的儿童咬合研究学会上，冈崎教授向我提出了"对于切牙你有什么想法？用切牙进行咀嚼难道不是很重要么？"这个问题。在那之后，我就一直记着这个问题，现在我总算能对冈崎教授的提问给出一些答案了。

增田纯一

2017 年 1 月 11 日

【 参考文献 】

1　牛村節世他 . 小児の歯並びに関する意識調査 - 第 1 報 保護者と歯科医の認識の関連性 -. 小児歯科学雑誌　2001；39(2)： 388.

2　榎恵 . 上顎中切歯の捻転について . 日本矯正歯科学会雑誌 1958; 17(2) : 157-169.

3　川島勲 . 永久歯萌出相の推移に伴う上顎骨小嚢の位置の変化について . 歯科学報 1976;76(7) : 1041-1098.

4　花井正二 . 萌出相の推移に伴う小児上顎骨内の永久歯芽の成長と位置の変化について . 歯科学報　1976；76(9): 1351-1412.

5　渡邉ヒロ子他 . 未脱灰連続薄切切片による乳切歯と永久中切歯歯胚骨胞との位置関係について . 新潟歯学会誌 1986;16 (1) : 27-38.

6　葉山淑人 . 無歯期から乳歯列完成期にいたる歯列弓の成長変化に関する研究 . 小児歯科学雑誌 1999；37(3): 559-572.

7　吉田昊哲 . 歯列 , 歯槽部並びに口蓋の成長発育と , それらの関連性について , 特に乳歯列期における側方歯群部を中心 として . 歯科学報 1976；76(6): 879-945.

8　永石恵子他 . 無歯期乳児の口蓋形態の特徴および成長による変化 . 小児歯科学会雑誌 2011；49(5) : 439-451.

9　渋谷利雄 . 幼 , 小児上顎骨 , 口蓋の解剖学的研究 -1- 上顎骨の発育について . 歯科学報 1971；71(2) : 290-299.

10　渋谷利雄 . 幼 , 小児上顎骨 , 口蓋の解剖学的研究 -2- 骨口蓋の発育について . 歯科学 1971；71(3) : 343-347.

11　湖城秀久 . 乳児の歯列の成長発育に関する研究 - 上下顎歯槽部および口蓋部の三次元的計測 . 小児歯科学雑誌 1988 ;26 (1) : 112-130.

12　有田信一 . 食事と乳歯列咬合 . 小児歯科臨床 2007；12(4) : 30–39.

13　祐川励起他 . 頭蓋における口蓋の成長変化について . 歯基礎誌 1988；30 : 156–163.

14　渡邉ヒロ子他 . 未脱灰連続薄切切片による乳切歯と永久中切歯歯胚骨胞との位置関係について . 新潟歯学会誌 1986；16 (1) : 27-38.

15　上条雍彦 . 永久歯交換時期における顎骨歯槽部の変化 . 歯界展望 1967；29(8)；1445-1463.

16　田村康夫 . 吸綴運動時における咀嚼筋活動 第 1 報 吸綴運度と咀嚼筋活動の協調 . 小児歯科学雑誌 1992；30(1) : 150-157.

17　田村康夫 . 吸綴から咀嚼運動への移行 2, 吸綴の発達と咀嚼運動の開始 . The Quintessence 1996；15 (3) : 494-500.

18　芥子川浩子他 . 乳幼児期の咀嚼運動における咀嚼筋協調パターンの変化 . 小児歯科学雑誌 1999；37(5) : 933-947.

19　岩山和子 . 赤ちゃんの哺乳行動 - その分析と評価 . 東京：日本小児医事出版 . 1994.

20　Ishida F. et al. 3-D image analysis on palate growth changes from birth to 1 month in normal infants. Pediatric Dental Dental Journal , 23(2013), pp. 37-43.

21　石田房枝他 . 演題 乳児の顎発育に関する研究 第 2 報 生後 1 カ月と 6 カ月児の上顎口腔内模型の 2 次元計測による成長 変化 . 小児歯科学雑誌 2010；48(5): 604.

22　市川泰右 . モアレトポグラフィ法による乳幼児の上顎歯槽弓ならびに口蓋の成長発育に関する研究 . 歯科学報 1977；77 (1) : 107-147.

23　古田美子 . 乳歯列の三次元的検索 第 2 報 上顎乳歯列における口蓋の形態について . 歯学 1976;64(3): 454-464.

24　高橋美保子 . 第 7 報モアレトポクラフィによる口蓋形態について . 小児歯科学雑誌 1992; 30(1): 51-60.

25　尾木啓司他 . 切歯骨の発育に関する研究（予報）. 小児歯科学会雑誌 1985；23(3)：772.

26　竹越史子他 . 無歯期乳児の歯槽弓に関する研究 . 神奈川歯学 1997；32(1)：18-49.

27　白川美穂子 . 乳幼児の咀嚼育成に関する研究 第 1 報 離乳食の咀嚼状態について . 小児歯科学雑誌 1985；23(3)：666-677.

28　石田房枝 . 赤ちゃん歯科からの気づき . 小児歯科臨床　2011；16(11)：33-45.

29　山口秀春他 . 口腔筋機能療法（MFT）の臨床 . 東京：わかば出版 , 1998.

30　高橋未哉子他 . 口腔筋機能療法ワークブック . したのくせ . 東京：クインテッセンス出版 . 1991.

31　志賀和子他 . 1 歳 6 か月児の咬合状態について . 歯科学報 1982；82(12)：1699-1703.

32　平嶺小百合他 . 1 歳 6 か月から 3 歳にいたる小児の咬合状態の推移に関する累年的調査 . 歯科学報 1996；96(8)：37-842.

33　坂井正彦他 . 乳歯列における口蓋形態について - 正常咬合 , 反対咬合 , 上顎前突での検討 . 小児歯科学雑誌 1978；1(2)：321-325.

34　増田純一 . 乳歯の直接覆髄とその臨床経過観察 . The Quintessence 1988；7(2):175-189.

【参考书目】

・鈴木設矢 . 抜かない歯医者さんの矯正の話 . 東京：弘文堂 . 2001.

・床矯正研究会編 . 床矯正・矯正治療の手引き . 東京：床矯正研究会 . 2002.

・小佐々晴夫 . GP だからできる不正咬合の予防のための診療 . 大阪：東京臨床出版 . 2013.

・今井一彰 . 免疫を高めて病気を治す口の体操「あいうべ」. 東京：マキノ出版 . 2008.

・岡崎好秀 . カムカム百科 - 歯科医から見た食育ワンダーランド -. 京都：東山書房 . 2008.

・増田純一 . 　Health Dentistry-0 歳から "噛む" で健康長寿 . 東京：グレードル . 2015.

・岡崎好秀 . "Dr. オカザキのまるごと歯学". モリタ . 舌と口蓋 その 1～9, 捕食と咀嚼 その 1～6.
（http://www3.dental-plaza.com/writer/y-okazaki）2017 年 1 月 18 日閲覧 .

・鈴木設矢監著 . 口腔機能をはぐくむバイオセラピープロモーション 床矯正治療の 1 st choice. 東京：デンタルダイヤモンド社 . 2016.

・町田幸雄・関崎和夫編著 . 一般臨床医が手がける乳歯列期から目指す "永久歯列期正常咬合" 獲得への道 . 東京：ヒョーロン・パブリッシャーズ . 2015.

・須貝昭弘 . ホームドクターによる子どもたちを健全歯列に導くためのコツ . 東京：クインテッセンス出版 .2015.

● 张大嘴巴 **a**

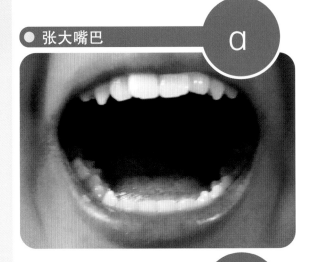

● 用舌头贴住上颌骨 **i**

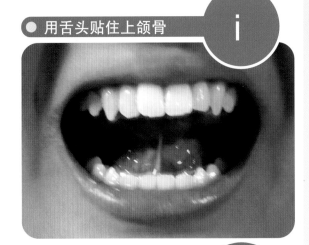

● 收缩嘴巴 **u**

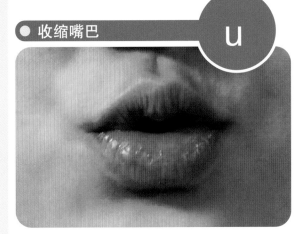

● 舌头向前伸 **be**

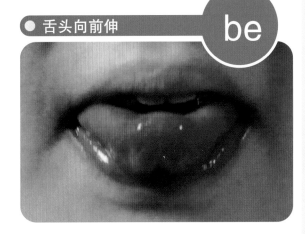

a、i、u、be 口腔操

i 的要点

①用舌头前端抵住红色标记点

②让舌头像是冻在上腭上一般贴住上腭

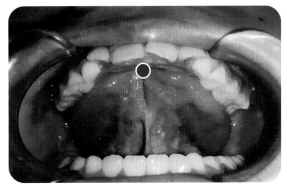

● 随时随地，一天 30 次 "a、i、u、be 口腔操"。不需要大声发声，只需要大幅度动作。

● 用鼻子呼吸，养成良好的咀嚼方式、良好的吞咽方式，保证正确的姿势。

● 获得咀嚼的力量！　● 获得吞咽的力量！　● 牙齿排列变好！　● 吐字清晰了！

● 姿势变好了！　● 头脑更灵活！　● 更健康了！

佐贺县武雄市立武小学藤田厚子供图